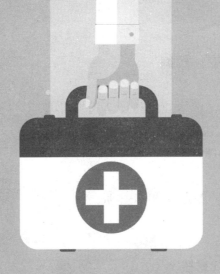

公共卫生与预防医学

GONG GONG WEI SHENG YU YU FANG YI XUE

贾智波　莫微　李雪丹　主编

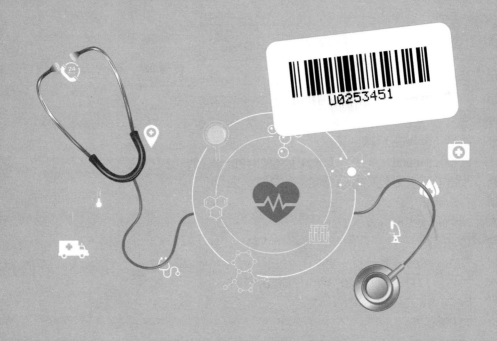

江西·南昌

江西科学技术出版社

图书在版编目（CIP）数据

公共卫生与预防医学 / 贾智波, 莫微, 李雪丹主编
. --南昌：江西科学技术出版社, 2019.12（2023.7重印）
ISBN 978-7-5390-6789-6

Ⅰ. ①公… Ⅱ. ①贾… ②莫… ③李… Ⅲ. ①公共卫
生 ②预防医学 Ⅳ. ①R1

中国版本图书馆CIP数据核字（2019）第061047号

国际互联网（Internet）地址：
http://www.jxkjcbs.com
选题序号：ZK2018423
图书代码：B19040-102

公共卫生与预防医学　　　　　　　　　　　　贾智波　莫微　李雪丹　主编

出版发行	江西科学技术出版社
社址	南昌市蓼洲街2号附1号
	邮编：330009　电话：（0791）86623491　86639342（传真）
印刷	永清县晔盛亚胶印有限公司
经销	各地新华书店
开本	787 mm×1092 mm　1/16
字数	130千字
印张	7.75
版次	2019年12月第1版　2023年7月第2次印刷
书号	ISBN 978-7-5390-6789-6
定价	42.00元

赣版权登字-03-2019-099

前　言

公共卫生是关系到一国或一个地区人民大众健康的公共事业。公共卫生的具体内容包括对重大疾病尤其是传染病(如结核、艾滋病、SARS 等)的预防、监控和医治；对食品、药品、公共环境卫生的监督管制，以及相关的卫生宣传、健康教育、免疫接种等。例如对 SARS 的控制预防治疗属于典型的公共卫生职能范畴。

预防医学是从医学科学体系中分化出来的，它是研究预防和消灭病害，讲究卫生，增强体质，改善和创造有利于健康的生产环境和生活条件的科学。预防医学的特点包括：工作对象包括个体和群体，工作重点是健康和无症状患者，对策与措施更具积极预防作用，更具人群健康效益，研究方法上更注重微观和宏观相结合，研究重点是环境与人群健康之间的关系。

本书首先在绪论部分对公共卫生、预防医学、以及我国预防医学发展现状进行了概括说明，后分别从环境因素与疾病、公共卫生体系建设、公共卫生问题、公共卫生安全与检测、对公共卫生与预防医学的基础理论及监督管理政策进行详细说明，内容涉及实用预防医学，卫生监督和卫生事业管理，传染病监测等内容。

由于本书包罗内容较多，涉及知识较烦琐，编写人员较多，各章节内容的格式、深度和广度可能并不一致，且谬误无可避免，敬请广大读者批评指正。

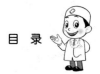

目 录

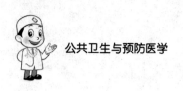

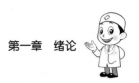

第一章 绪论

第一节 公共卫生

顾名思义,公共卫生是关系到一国或一个地区人民大众健康的公共事业。公共卫生的具体内容包括对重大疾病尤其是传染病(如结核、艾滋病、SARS 等)的预防、监控和医治;对食品、药品、公共环境卫生的监督管制,以及相关的卫生宣传、健康教育、免疫接种等。例如对 SARS 的控制预防治疗属于典型的公共卫生职能范畴。

一、公共卫生的起源

公共卫生起源于人类对健康的认识和需求。现在,公共卫生已经成为现代化国家最重要的功能之一。

人类早期对健康的认识是从疾病开始的。人类早期对健康的需求是和人类的生存和发展密切相关的。为了继续生存和发展,人类必须通过有组织的努力来解决因大规模群居带来的负面健康问题,公共卫生的概念和实践也就在这个过程中产生了。

人类早期的公共卫生实践是从饮食、供水、个人卫生、社区居住和环境卫生及传染病的预防开始的。人类早期的公共卫生概念和理论也是在具体的饮食安全,环境卫生和传染病应急等公共卫生的实践中开始出现萌芽。

到了中世纪(公元 500 年到 1500 年),欧洲城市的公共卫生服务已见雏形。现代公共卫生起源于英国,因为英国是第一个实现现代工业化的国家,最早面临工业革命带来的威胁人类健康的新环境。现代公共卫生在中国真正意义上的全面系统的发展,

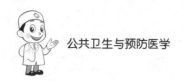

是 1949 年中华人民共和国成立以后才开始。现代公共卫生在中国真正地成长与壮大是和新生的中华人民共和国的命运休戚相关的,是由政府主导的,是在应对中国公共卫生问题的进程中发展起来的。从 1949 年至今,中国公共卫生体系从建立,健全到发展,取得了举世瞩目的伟大成就。社会主义的新中国在一穷二白的赤贫基础之上,在各种资源源极其匮乏的条件下,在 50 多年的时间里成功地消灭了天花和脊髓灰质炎,控制了严重危害人民健康的传染病和地方病,显著地降低了孕妇和婴儿死亡率,建立了覆盖城乡的基本医疗保健服务网,结合防治工作需要开展的预防医学科研工作取得显著成绩,预防医学教育为公共卫生体系输送了大量新鲜的血液,以上公共卫生成就加上医学科学的进展等因素,在全国人民生活水平普遍提高的基础上,使得中国人民的人均期望寿命从 1949 年的 35 岁提高到 2006 年的 73 岁,达到发达国家水平。

二、公共卫生的定义

现代公共卫生在人类文明发展史上的存在时间很短,至今不到二百年。然而,文献检索发现关于公共卫生的各种定义至少有十八个。

比较有代表性的有美国公共卫生领袖人物,耶鲁大学公共卫生教授温思络早在 1920 年提出的,他描述了什么是公共卫生和公共卫生应该怎么做。这个定义比较完整,是世界公共卫生界引用的最多的一个公共卫生定义:"公共卫生是通过有组织的社区努力来预防疾病、延长寿命、促进健康和提高效益的科学和艺术。这些努力包括:改善环境卫生,控制传染病,教育人们注意个人卫生,组织医护人员提供疾病早期诊断和预防性治疗的服务,以及建立社会机制来保证每个人都达到足以维护健康的生活标准。以这样的形式来组织这些效益的目的是使每个公民都能实现其与生俱有的健康和长寿权利"。

1988 年,美国医学研究所在其里程碑式的美国公共卫生研究报告《公共卫生的未来》中明确地提出了十分精练的公共卫生的定义:"公共卫生就是我们作为一个社会为保障人人健康的各种条件所采取的集体行动。"

中国全国卫生工作会议的定义,2003 年,作为当时中国公共卫生界的官方代表,时任中国副总理兼卫生部部长的吴仪,在全国卫生工作会议上首次提出了公共卫生的中国定义。产生 2003 年中国定义的背景是中国刚刚取得了抗 SARS 战役的阶段性胜利。在这样的背景下,全国公共卫生专业人员和各级政府官员痛定思痛,认真回顾了 1949 年中华人民共和国成立以来中国公共卫生正反两方面的宝贵历史经验,对现代公共卫生的内涵和外延有了更加深刻的认识,总结出一个既与国际先进理念相符,又便于指导我国公共卫生实践的公共卫生定义。2003年我国公共卫生定义如下："公共卫生就是组织社会共同努力,改善环境卫生条件,预防控制传染病和其他疾病流行,培养良好卫生习惯和文明生活方式,提供医疗服务,达到预防疾病,促进人民身体健康的目的。"

该定义之后还有一段具体解释:"公共卫生建设需要国家、社会、团体和民众的广泛参与,共同努力。其中,政府要代表国家积极参与制订相关法律、法规和政策,对社会,民众和医疗卫生机构执行公共卫生法律法规实施监督检查,维护公共卫生秩序,促进公共卫生事业发展;组织社会各界和广大民众共同应对突发公共卫生事件和传染病流行;教育民众养成良好卫生习惯和健康文明的生活方式;培养高素质的公共卫生管理和技术人才,为促进人民健康服务。"

这是中国人第一次提出的、比较系统全面的公共卫生定义。该定义兼有历史性、现实性和前瞻性,反映了我国公共卫生界对现代公共卫生的共识。

三、公共卫生的内涵与主要内容

(一) 内涵领域

对此至今尚无统一认识和明确定义。尽管在中央文件中多次出现"公共卫生"的字眼,但是对其内涵的认知可能是完全不同的。因此我国应有相应的权威机构(或授权研究机构)来界定公共卫生的内涵和范围。各级政府在公共卫生工作中集中指导,分级管理。中央政府主要承担制订公共卫生任务和健康目标的职责;省级政府负责协调中央政府与地方政府关系,发现省内的主要卫生问题,为中央制定政策提供依据,同时指导地方政府的具体工作;地方政府负责具体实施公共卫生任务,提供卫生保健服务,满足区域内居民的卫生保健需要。公共卫生资金也应实行分级筹措。

(二) 资金来源

主要应为三个方面,即中央、省和地方。其中中央政府承担对全国居民健康危害较大的公共卫生问题的防治经费,以及对一些特定卫生问题、特定地区和特定人群的公共卫生费用,省级政府依据经济发展水平的不同承担不同比例的公共卫生费用,地方政府则负担部分农村公共卫生人员的工资。

(三) 卫生范畴

实际上,就医学领域的分类而言,"公共卫生"一词的内涵还是比较清楚的:针对社区或者社会的医疗措施,它有别于在医院进行的,针对个人的医疗措施。比如:疫苗接种,健康宣教,卫生监督,疾病预防和疾病控制,各种流行病学手段等等,当然并不是

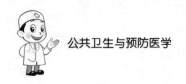

完全针对传染病而言的。

当经济学家(包括卫生经济学家在内)提到"公共卫生"一词时,他们并不完全是在指"公共卫生"的医学内涵,而是在说从经济学理论出发,应当由政府来支出的健康服务或者手段。

根据国家卫生部《基本公共卫生服务 2011 版规范》中的描述,在国内展开的基本公共卫生服务部分内容如下:

①针对全体人群的公共卫生服务任务,如为辖区常住人口建立统一、规范的居民健康档案;向城乡居民提供健康教育宣传信息和健康教育咨询服务。

②针对重点人群的公共卫生服务,如为辖区内慢性非传染性疾病(慢性病)患者包括高血压病人、糖尿病病人提供常规的血压和血糖监测、指导用药以及相应的健康教育指导和干预;对辖区内的重症精神病患者按照"应管尽管"的原则在知情同意的基础上进行管理、用药以及相应的体格及脏器功能的检查;对辖区 65 岁及以上老年人进行健康指导服务;为 0~36 个月婴幼儿建立儿童保健手册,开展新生儿访视及儿童保健系统管理;为孕产妇开展至少 5 次孕期保健服务和 2 次产后访视。

③针对疾病预防控制的公共卫生服务,包括为适龄儿童接种乙肝、卡介苗、脊灰等国家免疫规划疫苗;及时发现、登记并报告辖区内发现的传染病病例和疑似病例,参与现场疫点处理,开展传染病防治知识宣传和咨询服务;对高血压、糖尿病等慢性病高危人群进行指导,对确诊高血压和糖尿病患者进行登记管理,定期进行随访;对重性精神疾病患者进行登记管理,在专业机构指导下对在家居住的重性精神疾病患者进行治疗随访和康复指导。

四、发展史

(一)技术历史

1. 疾病的认识

基督教曾经认为疾病是罪恶的惩罚方式;在宗教的影响下,中世纪教堂的人士认为麻风与精神的不纯洁有关;当前,人们的需求从"避免疾病"发展成为"提高健康"。

2. 健康的认识

世界卫生组织在组织法里明确指出:"健康不仅是没有疾病或不虚弱,而且是身体的、心理的健康和社会适应的完美状态。"

(二)医疗系统的建立

开始的时候患者是分散治疗的,治疗者提供上门服务。

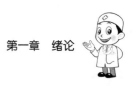

由于宗教的发展,宗教场所开始尝试集中治疗,无论是东方的穆斯林或西方的基督教。

19世纪时,巴格达建立了医院,最大规模时有25名医生同时工作;10世纪时,伊斯兰统治的医院达34所;1283年,开罗医院设立了不同的科室,拥有妇女专科病房,也有男女护士。

相似的,西方的医院在教堂的基础上发展起来。由于僧侣们需要医疗服务,首先建立了修道士医院,虽然规模非常的小。1198年,教宗诺森三世在罗马建立了圣灵医院,成了基督教徒的慈善医疗机构,此后欧洲各地建立起类似的医院。

从12世纪到14世纪,英国建立起750多所医院,其中217所为麻风患者所用。

新大陆的情况和发达的英国不同,当时北美大陆没有医师协会,医师也不是由专业人士担任,而是由理发匠、木匠等各种职业兼职。新大陆的医生当时是活跃在社区的。

(三)医生职业的形成与分化

1. 卫生环境的形成

饮用水的供应:在前28世纪,美索不达米亚人开始用贮水池来保存雨水;在前8世纪以后,古希腊人建立了用水系统;在前5世纪,古罗马建立起了十分完善的水管供水系统;在中世纪,埃及的开罗挖了大量的井。

2. 保健系统的建立

(1)职业病的管理:罗马时代注意到了职业和疾病的关系,如从事硫化物作业的人员可能患病,矿工患病明显高于其他职业人员。这时工业防保建立了通风系统和防尘工具的使用等。

(2)卫生机构的建立:中世纪的大多数社区,都任命和选举了管理饮用水供应的官员和相关人员。

3. 传染病监测系统的建立

(1)传染病的发现:白喉病是第一个被古希腊医生注意并记载下来的传染病。

(2)流行特征的观察:古希腊在前15世纪已经认识到疟疾"常常发于春、夏季节"。

(3)检测制及检疫机构的建立:1383年,法国的马赛成立了第一个检疫站,严格检疫来自疫区的船只、旅行者等,感染被怀疑的船只要停留40天,并暴露在空气和阳光下。

(4)疾病控制系统的成立:14世纪,意大利、法国的南部及周边地区共同建立了与传染性疾病作斗争和控制传染性疾病的卫生系统。

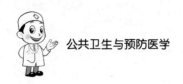

（四）卫生立法

水体卫生立法：中世纪的人们被禁止在饮用水引用的河流中洗东西、扔杂物等。

土壤卫生立法：直至15世纪，德国一些城市禁止建立面向街道的猪棚。

食品卫生立法：1641年，德国柏林政府规定在市场1000步内不准兜售垃圾；中世纪的意大利佛罗伦萨要求市场每天晚上要进行清洁；同期瑞士的苏黎世禁止已制备的鲜肉跨周销售。

传染病立法：

（1）传染病的报告措施：中世纪天花在欧洲的横行形成了报告制度，有人患病时要向有关机构报告。

（2）传染病的集中诊断：中世纪麻风必须有一个特别的委员会作出诊断。

（3）传染病的隔离措施：1347年，意大利开始将传染病人移居到城市以外的一个地方，患者在那里生活、恢复或直至死亡。

（4）传染病的消毒措施：黑死病爆发期间，疫区政府将死者从窗户扔出，然后埋到城市外的地方。患者死后，其房间被消毒。

五、实践

（一）按组织划分

国际公共卫生组织：通过参加组织、加入协约与公约等形式，指导、监督、协调各个国家与地区的公共卫生工作。如世界卫生组织、绿色和平和世界自然基金会等等。

国家或地区（及地方）公共卫生组织。作为政府行政管理机构，代表政府提供公共卫生服务，共同发挥支柱作用。如卫生部门、劳工与保障部门、国土与环境部门和规划与发展部门等。

（二）按职能与职责划分

卫生保健提供者：如医院、社区健康服务中心、精神卫生组织、实验（检验）中心、护理院，主要提供预防、诊断、康复和护理服务。

公共安全组织：如警察局、消防队、医疗急救中心，预防处理紧急伤害和公共卫生事件。

环境保护、劳动保护和食品安全机构：作为执法部门，监督和保障安全的生存环境、保障人群健康。

文化、教育、体育机构：为社区提供促进健康的精神环境和物质环境。

民政、慈善组织：为弱势人群包括失能人士、低收入人士和独居及高龄人士提供政

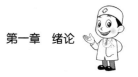

策与物质支持。

（三）现代实践

公共卫生职能的分离与融合临床医生基于疾病的研究产生了流行病学的思维观。英国伦敦的 WilliamHeberden 虽然是一名临床医生，但确出版过一卷死亡率报道原始资料的分析，体现出定量分析的技能和流行病学见解。

人们对公共卫生的重视反而造成了临床医学和公共卫生的逐渐分离。1916 年，洛克菲勒基金决定支持创办与医学院分享的公共卫生学院，这是一个标志性的事件。临床医学与公共卫生分离后，过多的资源被投入到临床医学的技术发展、教育和实践中。虽然在早期在效果上临床医学有立竿见影的收益，但是人们逐渐发现公共卫生的具备不可低估的效益，而且二者其实是不可分开的。临床医学与公共卫生的再次融合——流行病学的广泛应用公共卫生概念的提出人们认识到，影响健康的因素除了物质因素外，社会因素起到了很大的作用，但是单靠卫生部门是无法完成的。

Winslow 在 1923 年对公共卫生进行了定义，与当前的概念十分接近。世界卫生组织在 1952 年采纳了 Winslow 的定义。当前的目标：为健康服务、为公众服务健康的重要性：健康是一种基本人权，也是社会可持续发展的要素之一。健康的影响因素：行为和生活方式环境因素生物学因素健康服务因素。

第二节　预防医学

以人群为研究对象，应用宏观与微观的技术手段，研究健康影响因素及其作用规律，阐明外界环境因素与人群健康的相互关系，制订公共卫生策略与措施，以达到预防疾病增进健康延长寿命提高生命质量为目标的一门医学科学。

预防医学是从医学科学体系中分化出来的，它是研究预防和消灭病害，讲究卫生，增强体质，改善和创造有利于健康的生产环境和生活条件的科学。预防医学与临床医学不同之处在于它是以人群为对象，而不是仅限于以个体为对象。医学发展的趋势之一，是从个体医学发展到群体医学，今天许多医学问题的真正彻底解决，不可能离开群体和群体医学方法。

预防医学是以"环境—人群—健康"为模式，以人群为研究对象，以预防为主要思想指导，运用现代医学知识和方法研究环境对健康影响的规律，制订预防人类疾病发生的措施，实现促进健康，预防伤残和疾病为目的的一门科学。预防医学的特点包括：

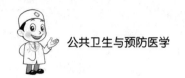

工作对象包括个体和群体,工作重点是健康和无症状患者,对策与措施更具积极预防作用,更具人群健康效益,研究方法上更注重微观和宏观相结合,研究重点是环境与人群健康之间的关系。

该学科应用现代医学及其他科学技术手段研究人体健康与环境因素之间的关系,制订疾病防治策略与措施,以达到控制疾病,保障人民健康,延长人类寿命之目的。随着医学模式的发展,该专业日益显示出其在医学科学中的重要性。

一、产生

预防医学是医学的重要分支,它是研究人群疾病和健康现象的发生和发展规律,并提出措施控制和消灭疾病,增进人类的身心健康,保证人类有良好的劳动条件和生活条件,提高环境质量和生活质量,为建设物质文明和精神文明而服务的一门科学。

预防医学的产生离不开一定历史阶段的社会物质生活条件、科学技术水平和哲学思想。由于历史条件、社会条件和科学条件的限制,预防医学成为一门有自己的理论和方法的科学。它已成为现代医学相对独立的组成部分,只有一百多年的历史。

预防疾病的重要性,在中外医学史中早有论述。公元前八至七世纪,我国《易经》中就提出"君子以思患而预防之"(豫同预),这是"预防"两字在古代最先应用的例子。《淮南子》上写道:"良医者,常治无病之病,故无病"。后来《黄帝内经》提出"圣人不治已病治未病"的预防思想,分析发病的内外因素,阐述"祛病延年"的养生方法。在国外,希腊"医圣"希波克拉底写了《空气、水和居地》一书,说明环境和疾病的关系。唯物主义哲学家德谟克利特很注意医学,主张调动机体本身的抵抗力以防病。他写信给希波克拉底说:"人们用祷告向神乞求健康,而不知道他们自己握有保持健康的方法。"他充实了预防思想的内容。

我国由于长期受到封建割据影响,生产力发展水平低,而医学社会化程度更低。

在国外中世纪的漫长岁月里,科学成为"神学的奴仆"。经院哲字扼杀了科学,极大地妨碍生产力和科学的发展。16世纪欧洲文艺复兴,16世纪发生工业革命,由于推广蒸汽机,小手工业方式的生产逐步被大工业生产所代替,生产进一步社会化和都市化,流行病、环境工生、妇幼卫生、职业卫生和食品卫生等问题成堆出现,影响了劳动力和军队的素质,这损害了统治者的利益,因此国家和社会不得不关心预防医学问题。例如制订卫生立法,组织卫生机构,研究保健制度等。不少学者从理论上阐述了人民健康是国家富强的因素之一。如英国人威廉·佩蒂创立"政治算术"理论,分析人口死亡对国家经济的影响。公共卫生和社会医学先驱弗兰克认为,政府有责任保护人民的健康,他研究卫生立法、妇婴卫生、学校卫生、住宅卫生、生命统计、意外伤亡、社会病、军队卫生和医院管理等问题。研究健康和社会发展之间的互相作用、互相依存关系的思想开始萌芽,推动医学进一步社会化,促进预防医学得到进展。马克思、恩格斯的著作,如《资本论》,《英国工人阶级的状况》等,深刻地揭露了资本主义上升时期给工人造成贫穷和不卫生状况的社会根源,从社会科学方面奠定了预防医学的理论基础。

新兴的资产阶级为了发展生产,对自然科学采取鼓励政策。工业革命使自然科学从中世纪的沉睡中苏醒,并得到迅猛发展。当时用物理、化学、生物学和解剖学等方法研究机体和环境,先后认识了一些病的病因和发病机制。列文虎克发明显微镜,使医学在认识微观世界上前进一步。詹纳发明种牛痘,创立人工免疫。十九世纪下半叶的"细菌学时代",以巴斯德等学者为代表,发现不少病原菌和寄生虫,出现了免疫菌苗、消毒灭菌等方法,从自然科学方面奠定了预防医学的理论基础。

1847 年,英国利物浦任命了第一个专职卫生医官,1856 年在英国第一次开设了公共卫生课程。所以,预防医学仅在一百多年前才从医学中独立出来,建立了一套较完整的理论和方法,成为科学的、相对独立的、有无限生命力的学科。

社会主义国家的建立,为预防医学的理论和实践发展找到了肥沃的土壤。列宁创立的布尔什维克党于 1919 年 8 月通过的党纲上鲜明地提出"实施预防疾病发生为目的的广泛改善卫生措施,作为人民保健事业的根本出发点。"中国共产党领导的红军很早就提出"对于疾病着重预防"的原则,在革命根据地提出"预防第一"的口号。新中国成立后提出"预防为主"的卫生工作方针,普遍设立预防医学的主要工作基地一卫生防疫站,开展以除害灭病为中心的爱国卫生运动。在医学教育上设置卫生专业,培养预防医学人才。近年来,把卫生工作列入"五讲四美"的组成部分,把卫生预防和建设社会主义精神文明紧密结合起来,使我国迅速改变了旧社会遗留下来的恶劣的卫生面貌,这是预防医学的伟大成就之一。

二、发展史

医学自诞生以来,经历了四个阶段,下面分别加以叙述。

(一)环境卫生阶段

此阶段约处于十九世纪下半叶。当时城市和工业发展迅速,要求提供给水、排水并改善工厂通风、照明等环境设施。人类开发自然的能力大为提高(如污水处理、工厂通风),迫切需要改善环境条件,并且客观上也有这种可能性。在城市规划中首先

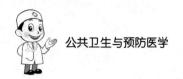

考虑环境卫生问题,新建、改建城市的自来水、下水道和住宅,为居民区提供卫生设施(如公厕),还制订了水源保护、工厂通风、教室照明等卫生立法,使环境卫生科学成果能够用于实践。当时的重点是为改善环境,而进行城乡卫生基本建设。人民在一定程度上摆脱了极为恶劣的生活环境和劳动环境,从而减少了消化道和呼吸道传染病,降低了某些职业病的发病率。

(二)个人预防阶段

此阶段约处于20世纪上半叶。当时认为疾病的发生、发展是破坏了宿主、环境和疾病三者之间的相互平衡,要求在改善环境的同时,还要求保护宿主,控制病因。由于免疫、杀菌、灭虫等技术的进步,广泛开展预防接种、疫源地消毒、消灭病媒昆虫、传染病人隔离等措施,明显地降低了传染病的发病率和死亡率。同时,通过定期体检,能早期发现、早期诊断疾病。由于对营养缺乏病的认识加深,并防治得法,降低了各种疾病和营养不良的病死率,从而提高了个人和人群的健康水平。

上述两个阶段,也可称为预防医学上的第一次革命,或称卫生保健上的第一次革命,其主要目标是防治急、慢性传染病和寄生虫病。由于微生物学、免疫学、药物学和物理化学等基础学科的进步,采用预防接种、杀菌灭虫、抗菌药物"三大法宝",在急、慢性传染病和寄生虫病的控制方面,成绩显著。例如1850年前后,美国上述疾病死亡率占全部死亡率的60%,英国、意大利等国占50%左右。20世纪20年代,美国传染病死亡率从高于慢性病的死亡率转为低于慢性病的死亡率,出现交叉。其他发达国家也在20世纪上半叶出现交叉。到20世纪70年代,美国等国家传染病死亡占总死亡的1%以下。我国也从新中国成立前传染病致死占总死亡数的40%～50%降至目前占城乡死亡的2%～6%。虽然第三世界一些国家传染病、寄生虫病仍较猖獗,但从总体来说,预防医学第一次革命的任务在科学工作上已基本完成,只要全面落实科技措施,在全球范围内(包括我国一些落后地区)即将完成这次革命。

(三)社会预防阶段

约在20世纪50年代初,由于疾病构成的改变,心脏病、脑血管病、恶性肿瘤和意外伤亡(车祸、自杀等)成为主要死因,如美国前三种病占全部死因75%(1975年,我国天津占72.3%)这些疾病的特点是不可逆转、多因引起、老年多见、病程较长、不易根治、用传统的药物和手术等方法疗效不佳。用对付急慢性传染病的"三大法宝"也难奏效。这些病的发病因素在年轻时代开始积累,潜伏期长,中、晚年才发病。人们分析产生这种疾病的多种原因中分析产生这种疾病的多种原因中,如高脂高盐饮食、吸烟、超平均体重、紧张刺激易导致高血压、吸烟、空气污染和某些金属蒸汽易引起肺癌，吃不新鲜的霉变或盐渍食物、少吃新鲜蔬菜和牛奶易引起胃癌等。概括起来，这些病主要是饮食、行为习惯和环境（社会环境为主）不良所致，单纯用生物医学手段难以解决，必须用社会心理和行为等措施、动员社会各种力量才能有效防治。预防医学的重点就从医学（生物）预防进入社会预防阶段。这是人们认识从生物层次深入到社会层次，从分析到综合、又从综合到系统认识的飞跃。预防医学重点的转移，是预防医学第二次革命（或称卫生保健的第二次革命）的标志。它矛头指向心一脑血管病、恶性肿瘤和意外伤亡。实践证明，对付它的"法宝"主要靠社会医学、行为医学和环境医学。

（四）社区预防阶段

此阶段约始于 20 世纪 70 年代。社区是"小社会"，人口约二、三万，近似我国的"地段"，它是生活和医疗卫生服务的基础。世界卫生组织 1975 年提出"到 2000 年人人享有卫生保健"的战略目标，认为实现此目标关键在于基层（初级）保健，重点在预防；并提出评价此目标的指标体系，包括卫生政策、社会经济、保健服务、环境保护等指标，提出对收入、食物、住房、识字、供水、排污、行为等的要求，这些措施大多数要由社区来贯彻执行。不少国家以社区的"健康中心"（相当于我国的卫生院）为基地，研究居民的健康状况，开展卫生服务，包括妇幼卫生、预防接种、改善环境、提供保健食品、卫生宣教、健身设施等。有些国家又称为"社区医学中心""行为医学中心"等，无非强调对健康和疾病要进行整体预防、行为预防、社会预防。这样又把预防医学提高到社区预防新阶段，它比社会预防在组织管理上更严密，计划措施更结合实际，评价效果更具体。反馈系统更及时，对保护和促进人民健康、高生活质量和环境质量起更大的作用。

三、健康观的变化和预防医学的任务

20 世纪 50 年代前，健康的标准只要求不生病。五十年代以后，根据世界卫生组织提出的健康定义认为，健康不仅没有病伤，而且要有身体和精神的完满状态，有良好的社会适应能力。七十年代以来，认为健康要进一步提高环境质量和生活质量，从政治上、经济上、社会上、卫生服务等方面保护和促进人们身心健康、生活美好、体质强壮、文明卫生，并产生整体论的健康观，且健康的概念也在不断扩大，要求从身心健全发展到健康，整体论健康观要求治疗和预防（预防为主）相结合，求助和自助（自助为主，即自我保健）相结合，医学与社会（社会为主）相结合，生理与心理（心理为主）相结合，传统方法与现代方法（现代为主）相结合，把人类一切科学成就全面地、系统地、积

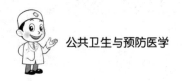

极地用于保护和促进人们身心康强。

健康观的改变使预防医学的任务也随之改变。例如,治疗和预防相结合,除了要求疾病发生之前有预防医学任务外,疾病的发生、发展和转归的全过程,都有预防医学的任务。兹根据疾病的自然史来说明社会预防工作的任务。

疾病自然史是指没有人们干预情况下疾病的发生、发展和转归过程。疾病发生前,机体调节功能正常,病因未能突破机体的防御机制,故机体是健康的。此时,可采取病因学预防措施,或称为一级预防。

一级预防包括两方面的任务,即增进健康和特殊防护。前者指提高人们卫生知识水平、坚持体育锻炼、合理营养、保护环境、清洁饮水、污染无害化处理,创造良好的劳动和生活(居住)条件、注意合理生活方式(不吸烟等)、控制人口过度增长、进行社会心理卫生教育、纠正不良卫生习惯等。特殊防护指免疫接种。杀菌灭虫、监测高危险性环境(如工业毒物)和高危险性人群(免疫缺陷者等)。近二十年来,日本采取少吃盐渍食品,保持食物的新鲜度(用冰箱),多吃新鲜蔬菜(家庭种菜)多吃牛奶制品等方法使胃癌死亡率逐步下降。因此,日本不再是胃癌发病率最高的国家,这是一级预防的重要成果。

二级预防包括早期诊断和及时治疗。如定期作 X 线胸透以早期发现矽肺、肺癌或肺结核病人,定期对妇女检查以早期发现乳癌或宫颈癌。在肝癌高发区作甲胎蛋白测定以早期发现肝癌,及时治疗指在确诊后当机立断的制订防治方案、早治以求早痊愈,对传染病来说,根治病人就是消灭传染源。对心血营疾病和恶性肿瘤,早期治疗就能控制发展、恶化和转移。我国防治肿瘤抓"三早"(早期发现、诊断、治疗),攻"三关"(病因、早诊、根治关)。河南林县用食管拉网法发现早期食管癌,手术根治后五年存活率达90.3%;日本用双对比法造影及胃镜普查胃癌,发现了 1/3 的早期胃癌(无自觉症状),经手术根治,胃癌死亡率逐年下降。二级预防注意提高人们利用保健服务的知识水平,如宣传癌症的十个先兆症状或体征,发动人们自觉找保健机构检查。此外,预防医(药)源性疾病也是二级预防,这类疾病包括医务人员在诊断、治疗和用药过程中,由于语言、行为、操作等不慎而增加病人身心痛苦,甚至死亡等内容。由于更多地使用现代化的医疗技术,医源性疾病比过去日益曾多。据美国报告,有些医院 1/3 病人患医(药)源性疾病。我国湖南医学院统计,由于医源性疾病而住院者几乎占 1/3。学习医学心理学对我国医务人员很有必要,因为不懂医学心理学,在语言、行为等方面给病人带来医源性疾病的事例屡见不鲜。

三级预防包括防止病残和康复工作。防止病残是为了使人不致丧失劳动能力,即病而不残,保存人的社会价值;或者虽然器官或肢体缺损,但要力求残而不废,即进行康复工作。康复医学有人称为"第三种医学",它仅次于治疗和预防医学,对身体和心理残废者和老年人采取措施,使他们能够在身体上、心理上、社会上、经济上和职业上成为有用的人。康复分为身体上的(机能性)康复、调整性康复和心理康复,前者如用理疗恢复关节活动机能,后者如对心脏病、结核病人安排力所能及的工作。可采取职业训练、家庭医学指导。还要教育其他人不歧视残废者和尊敬老人,照顾他们,帮助配备家庭护士,举办社会服务,进行心理和生理指导等。随着工农业现代化和医学的进步,人口老龄化和疾病构成变化,病残比例增加被认为是医学进步的反映。因此搞好三级预防,开展康复医学服务,可以减轻医院的压力,减少老弱病残者的过早死亡和减轻经济负担,使老年人乐享天年。

可见,社会预防贯彻到疾病发生、发展和转归的始终,以预防医学为主导,预防、治疗和康复三种医学互相结合、互相渗透。三级预防的提出,处处体现主动、积极向疾病进攻的态度,生动地体现整体论的健康观。

从向卫生机构求助到自助,是预防医学更为光荣的任务。机体本来赋有自力更生、自我保护的能力,只是由于近代人们过分依赖技术,反而丧失了"自主权"。由于人们逐渐缺少体力活动,饮食结构不合理,沉醉于烟酒等嗜好之中,并且过分依赖救世主——医生和药物,因此削弱人们为增进健康而自助的精神。随着疾病构成的改变,人类逐渐认识到生活方式和环境这些可以被人控制的致病因素,在心脏病、脑血管病和恶性肿瘤等疾病的主要死亡原因中竟占第一位。

美国 1977 年分析全国死因发现,生活方式和行为占四个社会因素中的 48.9%。我国部分城乡 1982—1983 年调查也占 37.73%。这种人类自己制造的危险性,都占四个因素的首位,使人触目惊心。解铃还须系铃人,自己制造的危险性主要靠自我保健来解决。

21 世纪以来,心脑血管病和恶性肿瘤病急剧上升,人类耗费了千百亿元去研究治疗药物、手术和器官移植等技术,虽然取得某些成果,但从战略眼光来看,问题远未得到解决。据美国报道,每年用 50% 的卫生经费去救治这些病的垂危病人,平均只能延长其寿命 8 个月。目前,经济发达国家的卫生经费增至占国民生产总值的 10% 以上(原来为 5%),仍感经费不足,因这些疾病的诊疗技术日益复杂,价格有增无减。美国前总统尼克松七十年代耗资三百多亿美元制订命名为阿波罗的防治癌症计划,最终尚未达到预期目标。然而,采用自我保健的综合措施后,却使美国心脏病和脑血管病从 1968 年以来发病率全面下降,死亡率减少 30% 以上。

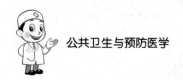

两亿多人口的实践经验是可贵的。学者们认为,改变行为习惯,特别是改善饮食是主要措施。据报道,目前美国有一半人做某种锻炼(1950年只有1/4),黄油摄取量1965年以来下降28%,牛奶和奶油摄取量下降21%。1965年以来男子吸烟人数减少28%,女子减少13%,1980年饮用葡萄酒的人开始超过饮烈性酒,1981年的保健食品店为1968年的7倍,其销售额为1970年的12倍。寄十美元给防癌协会,可寄回一套检验肠癌的用具。世界卫生组织研究报告指出,全世界每年新发生590万癌症病例,其中290万在第三世界。虽然不同国家的癌谱不同,但世界卫生组织报告指出,防止癌症主要靠"社会和行为措施",如改变个体行为(吸烟)和群体行为(如印度人喜欢嚼烟易得唇癌和口腔癌)等。

从自我制造的危险性转变为自我保健,从求助于卫生机构到自助,是医学中一个历史性的转变。强调自我保健丝毫不削弱医务人员的责任,不过其责任不在于给病人恩赐医药技术,而是通过卫生教育这个外因对人们的内因起作用,使人们接受医药卫生知识,自觉遵循预防医学措施,保护和增进健康,过文明、幸福、美满的生活。

由此可见,健康观的改变带来预防医学任务的改变。今天,人类生活要求丰富多彩,所谓"吃饭讲营养,穿衣讲式样,住房讲宽畅,走路要便当,购物要高档"。新技术革命也使社会生活节律增快,紧张刺激增加,预防医学的任务日益繁重。今天人们的饮食起居,生儿育女,劳动学习等,都离不开预防医学,而且都要求通过自力更生、自我保健来实现,预防医学实属任重道远。

第三节　我国预防医学发展现状

一、预防医学的概况与现状

(一)预防医学的概念日趋完善

早在两千多年前,我国《内经》就提出了"治未病""无病先防""既病防变"等概念,确立了预防为主的原则。现代预防医学的发展大致经历了3个阶段:个体预防阶段、群体预防阶段和社会预防阶段。个体预防阶段也称经验预防阶段,是预防医学的初级阶段,此时社会发展水平较低,预防措施多针对个人。群体预防阶段也称实验预防医学阶段,工业革命以后,自然科学的发展推动了医学学科的发展,也为预防医学的发展提供了理论基础和实验手段。同时,由于生产的进一步社会化,城市人口大量增加,造成职业病、传染病剧增,人们在与传染病的斗争中,逐渐认识到群体预防的重要性,从而完成了从个体预防向群体预防的转变。社会预防阶段也称社会及人类预防阶段,20 世纪下半叶以来,人类疾病谱发生了明显变化,影响人类健康的主要疾病由传染病转变为心脑血管疾病、恶性肿瘤和糖尿病等非传染性疾病。人类的健康观念也发生了重大改变,从"无病就是健康"转变为"健全的身心状态和社会适应能力",预防医学也随之向着社会预防为主的方向转变。

（二）预防医学的模式逐渐转变

预防医学的研究模式是随着疾病模式的转变和相关基础科学的发展而发展的。现代医学模式已从单纯的生物医学模式向生物 - 心理 - 社会医学模式转变,预防医学作为医学的 1 个重要分支,其研究模式也发生了重要转变。人们已经开始认识到,现代预防医学作为人类保护健康的手段,不仅要研究人的生物属性,更要研究人的社会属性,关注各种社会、心理因素对人群健康的影响。现代预防医学重新审视影响健康的各种因素,并取得了明显的社会效益。

近年来,慢性病在疾病谱中所占的比例越来越大,据统计,心脑血管病、糖尿病、肿瘤等慢性病的死亡率占全世界所有死亡原因的 1/4 以上,中国慢性疾病的危害也呈持续上升趋势。大部分慢性病的发病原因尚未完全阐明,目前认为遗传因素和环境因素都参与了慢性病的发病。采取合理的健康教育和严格的干预措施,会明显降低慢性病的发病率。在过去 30 多年中我国慢性病流行病学、慢性病监测、危险因素控制、慢性病经济学、法学、慢性病流行的心理学、慢性病的预防等方面均取得了令人瞩目的进展。

（三）预防医学研究范围更加广泛

近年来,预防医学研究领域日益拓展,研究方法不断发展完善,循证医学的观念深入人心。流行病学的应用范围已从传染性疾病扩展到慢性非传染性疾病、伤害和健康相关领域等,流行病学理论和方法也日趋完善成熟,已经成为预防医学的基础学科和现代医学的重点学科,被誉为"公共卫生之母"。社会医学是预防医学领域中一门十分重要的新兴学科,它从社会学角度研究医学问题,关注社会因素对个体和群体健康、疾病的作用及其规律,制订各种社会措施,保护和增进人们的身心健康和社会活动能力,提高生活质量,其核心是新健康观的形成和医学模式的转变。社会医学突破了传统健康测量的局限性,开发了一系列测量健康的新指标,对疾病和健康状态进行评价,大大丰富了社会医学学科研究的内涵。中国的社会医学也经历了近 30 年的发展,已

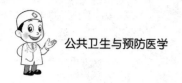

经成为预防医学领域内一门重要学科,对推动中国卫生事业现代化管理发挥了重要作用。

(四)预防医学面临的挑战

随着社会的发展和人类对健康的要求逐渐提高,现代预防医学也面临着巨大挑战:

①人口老龄化带来的问题日趋严重,预防老年性疾病,促进老年人的健康已成为当务之急。

②传染病仍然严重威胁人民群众生命健康,新的传染病不断出现,同时慢性非传染性疾病威胁加重,对非传染性疾病的研究和防治是预防医学面临的又一难题。

③精神卫生和心理健康问题日益突出。

④意外伤害发生率在我国不断上升。

⑤环境恶化:全球范围内的空气、水、食物等都正在遭受严重的污染,环境恶化日益严重。

⑥中国食品安全仍面临严峻的考验。

⑦不良生活方式如吸烟、酗酒等导致严重的健康问题,已成为人类死亡最重要的原因之一。

二、预防医学的应对策略及发展方向

(一)分子生物学技术的发展和应用

分子生物学是在分子水平上研究生命现象的科学,通过研究生物大分子的结构、功能和生物合成等方面来阐明各种生命现象的本质,其研究内容涵盖了生命的全过程。近年来,分子生物学技术得到了突飞猛进的发展,与预防医学的结合越来越紧密,开辟了疾病控制的新途径,使预防医学的发展进入了1个崭新的阶段。通过对易感基因的分析,筛选出携带易感基因型的人群,采取针对性的预防措施,将大大提高疾病防治的效率。通过研究疾病的分子生物学标志物能够在亚临床阶段早期发现患者,给予早期干预,防止疾病进一步发展。分子流行病学的研究有助于发现病原微生物的蛋白质和核酸分子结构的变异,阐明感染性疾病的流行病学特征。利用分子生物学技术还能够高效的生产疫苗和生物药品。药物基因组学可以预测人群对治疗的反应,从而更好地指导临床实践。分子生物学技术也广泛应用于职业卫生。因此,分子生物学的发展已经渗透到预防医学的各个方面,为预防医学的发展带来了前所未有的机遇。

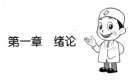

（二）预防医学与基础医学和临床医学的整合

人类对疾病的易感性取决于遗传因素和环境因素,两者缺一不可,由单一学科已经很难揭示疾病的病因和发病机制,因此需要预防医学、基础医学和临床医学的紧密结合,在疾病的研究过程中各个学科会相互交融、相互促进。人类对许多疾病的认识往往先由流行病学研究发现其危险因素,然后由基础医学阐明其作用机制,最后在临床实践中得到证实。在这个过程中,预防医学、基础医学和临床医学的研究往往交替进行,不断深化对疾病的认识。为了促进三者的有机整合,尚需完善和加强社区疾病防控的建设,以公共卫生为主导,通过大众媒体开展健康教育,控制危险因素,促进健康。临床医生在治疗疾病的同时,应提供预防保健和健康教育服务,使居民得到综合性、连续性、协调性的服务。社会应建立一个长效的、有专门机构负责的疾病救治与防控的预防医学网络。最后,还应加强突发公共卫生事件的协调与控制,提高对突发公共卫生事件的应对能力。

（三）加强预防医学科研核心竞争力

中国预防医学科研具体依托的是高等院校、科研单位和各级疾病预防控制中心。科研核心竞争力的定义可以界定为:科研核心竞争力是科研事业单位在进行科学研究、技术开发和争取经费来源过程中所表现出来的特有能力,它是组织中科研成果和知识的积累,特别是协调科研能力与管理能力获取外部经费支持的多种综合能力。加强人力资源管理是加强预防医学科研核心竞争力的1个重要手段。而了解我国疾病预防控制机构人力结构现状有助于加强人力资源管理。

三、我国公共卫生与预防医学学科面临的挑战和机遇

（一）公共卫生方面

目前,我国还没有建立起完善的疾病预防控制机构,而且没有健全的保障机制,所以在实施过程之中没有稳定的管理机制。我国现今所面临的公共卫生管理挑战就是没有相关的人才来完成规定的工作要求。主要缺点在于现有的公共卫生管理设备非常简陋,而且不能够保证器材的数量满足当地的实际需求。另外没有较好的检验能力,达不到当地政府所要求的水平。目前,威胁人们身体健康的因素是重大疾病,重大疾病的发生主要是由于缺少必要的卫生应急理论指导体系,而且国家在公共卫生应急工作方面没有投入足够的研究资金,从而导致了没有完善的卫生应急督导评估体系,并在较大程度上影响了卫生应急的发展。另外卫生监督的所属任务也经常调换,使得在一些公共卫生管理方面没有严格的界限。影响公共卫生管理最主要的因素是缺乏

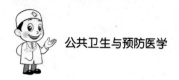

足够的卫生监督人员,尤其是具备高水平的人才,因为只有高水平的人才能够胜任公共卫生的管理。公共卫生管理部门要将公共卫生标准定位成一个舒适的健康保护水平,这是我国人民现今所面临的重大挑战。国家经费的短缺也使得公共卫生管理水平相对滞后,另外在制订公共卫生标准过程较长,需要较多部门密切合作才能够高效地完成公共卫生管理策略的制订。

(二)预防医学方面

目前,世界上传染性疾病依旧保持在一个发病率较高的水平,这使得世界上各个国家都积极加大对于预防医学的研究。在不断大幅度进步的社会大背景下,传染病变得越来越多。在高科技时代会产生一些新的传染性疾病,而传染性疾病的蔓延将会导致人们的身心健康遭受严重的影响。现今社会在不断进行改革,社会分工的不同使得社会竞争持续加剧,在生活工作压力增大的背景下,人们的心理已承受不住原有的界限,以至于人们的精神问题不断增多,所以要加快开展关于精神疾病的研究。另外人口老龄化也是一个非常严重的问题,而且老年人数量在不断增加,如何使得老年人无较大疾病是现阶段我国医学需要研究的问题,因为这个问题较难进行解决。

四、我国公共卫生与预防医学的发展趋势与展望

有效实现公共卫生和预防医学的途径可以将其与其他学科紧密结合在一起,这样便能够发挥多学科互补的优势。我国在进行公共卫生与预防医学的改革上任然存在着非常大的挑战。我国未来的预防医学将面向社会,并且以防治结合的形式不断提供人们的健康水平,使得人口素质得到较大的提升。而且还要重视心理方面对健康的影响,因为这以后会成为预防医学的新趋势。预防医学和公共卫生管理是增进我国国民健康的基本保障,只有利用多种有利资源进行整合并融合创新的新技术才能够使得人们身体更加健康。

第二章　环境因素与疾病

第一节　人与环境

一、概述

（一）环境概念

人类周围的大气、水、土壤、岩石、生物等一切自然因素的总和就构成了人类生存的自然环境。自然环境按其组成特性，可分为：

1. 大气环境

即覆盖着地球的大气层，也称大气圈。大气和人类的生命息息相关，它供给生命活动所必需的氧，保护地球上的生命免遭外层空间各种高能射线的照射，同时还能防止地球表面温度的剧烈变化和水分的散失。

2. 水环境

包括海洋、江河、湖泊里的地面水及地层中的地下水，也称水圈。水不仅孕育了生命，而且还一直维系着人类的生存与发展。

3. 土壤岩石环境

即地球表面的土壤与岩石，也称土壤岩石圈，它是矿产资源的集中地，又是植物生长基地，为人类提供了各种矿产、能源、食物和生态条件。除了上述大环境外，由于生活、生产条件的不同，又构成了不同类别的小环境，如居住环境、城市环境和工厂环境等。

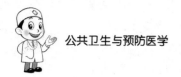

人类与环境的关系极为密切,它们之间既是统一的,又是对立的。人体通过新陈代谢和周围环境进行物质交换,在长期的进化过程中,使得人体的物质组成与环境的物质组成具有很高的统一性。如人体内各种化学元素的平均含量与地壳中同种元素含量,基本上保持相应的变化。也就是说,某些元素在地壳中含量较高,在人体内同样也高;反之,人体内某些元素含量较少,地壳中同样也少。但随着劳动工具的改进,特别是火的发明和利用,人类开始对环境产生重大影响,如砍伐森林,矿产采掘与冶炼等,常常会导致人类与环境关系的对立,结果会使人类受到大自然无情的惩罚(如水土流失、山洪暴发等)。因此,在决定兴办一项改造自然环境的工程前,进行环境对健康影响评价是必不可少的。

我国是世界四大文明古国之一,祖先给我们留下了丰富的环境资源。山,森林茂密,风姿各异:或秀,或幽,或险,或奇,给人以梦幻神奇之感。水,清澈碧绿,瀑布飞悬,溪水萦绕,养育着华夏子孙数千年。这种山清水秀、空气清新、优美恬静的环境,在我国的多处名山及林区至今仍然保持着原始景色。这是自然环境中的瑰宝,是我国在保护自然环境、野生动植物资源及名胜古迹等方面作出的重要贡献。

但是,在近百年的工业和科学技术的发展过程中,由于无知和缺乏远见,人类破坏了自己生存、发展所必需的良好环境。我国在工业化的进程中,同样也避免不了这些错误。由于某些工业企业的领导者,缺乏环境保护意识,更不知道经济发展与环境保护有着相辅相成的关系。他们为了局部利益任意让企业向环境中排放废水、废气和废渣,使得我国不少地方的水、空气和食物中含有不少毒物,造成农作物减产、鱼类死亡和人体中毒的严重后果。某些地方由于只顾眼前利益肆意砍伐森林,不仅使我国的绿地面积大为减少、野生动植物的生态环境受到破坏,更带来我国严重的水土流失,黄河每年下泻 16 亿吨泥沙,长江的年流沙量达 7 亿吨。有些起着调节气候与河流水位作用的湖泊,也因泥沙泄入,成为平地。如此种种环境忧患,难道不该引起世人关注吗?难道还要等待地球环境给予人类惩罚后才醒悟吗?我们应当居安思危,有备无患。因为人类有了环境危机的忧患意识,就不会光顾一时的"繁荣",而任意破坏环境。为了未来,为了生存,为了子孙后代,全社会都应关心环境,爱惜环境。

人生活在一定的环境之中,环境的好坏直接影响着人体的健康。因此,创建一个优美的环境十分重要。所谓优美的环境是指有助于增强人身心健康的环境。其基本要求是:新鲜的空气、清洁的水、没有残毒的食物及舒适的居住条件等。优美的环境,还要满足人体五官感觉及心理上的需要;即人体周围应具有秀丽的景色,悦耳、和谐的音响,友好的人群及人体自身应具有和睦的家庭等。

如何创造一个优美的环境呢？首先注意保护环境,防止由于工业的发展带来的环境污染,保护良好的自然环境免遭破坏,其目的是让人民有一个"清洁、安全"的基本环境。再次是改善环境(如境,防止由于工业的发展带来的环境污染,保护良好的自然环境免遭破坏,其目的是让人民有一个"清洁、安全"的基本环境。再次是改善环境(如建设花园城市、美化居室等),化害为利(如废物的综合利用等),以求把我们的环境建设得更加清洁、美好,达到"优美、舒适"的目的,以便早日实现周总理的山常绿、天常蓝、水常清、气常新的遗愿。

（二）环境污染

由于人类的生产和生活活动引起大气、水、土壤环境的组成成分发生变化,破坏了生态平衡,影响人体健康。造成经济损失时,称为环境污染。

环境污染有不同的类型,按环境的组成可分为大气污染、水体污染和土壤污染;按污染物的性质可分为生物污染、化学污染和物理污染等。当前我国的环境污染是比较严重的。例如,由于烧煤而排放出大量的烟尘与二氧化硫,几乎使所有大城市和工业区大气中颗粒物浓度超过国家标准;使长江流域和江南数省、市、自治区遭到酸雨的袭击。我国每年排放废水量很大,1985年达342亿吨,预计到2000年可达800亿吨。这些废水排至江、河、湖、海,使我国主要河流、大型湖泊及海湾受到了不同程度的污染,不仅使鱼产量大幅度下降,农作物减产;而且因水质恶化,使工业产品质量下降,供水处理工艺日趋复杂,成本和能耗增加;更有甚者,迫使水厂另找水源,造成巨大的经济损失。同样,对人体健康也构成了很大的威胁,我国很多地方因水体受到污染而暴发肠道传染病的流行,松花江受到较严重的汞污染,致使沿江渔民和居民体内出现汞蓄积,并且有少数渔民还有汞中毒的临床症状。

（三）环境保护法

环境保护法是保护生活环境与生态环境,防治污染和保护人体健康的法律规范。

《中华人民共和国环境保护法》是1989年12月26日由第七届全国人民代表大会常务委员会第11次会议通过,这是我国全国统一的环境保护基本法,它的颁布标志着我国环境保护工作进入了法制建设的新阶段。我国的环境保护法既是我国广大人民同一切破坏环境与生态平衡的行为作斗争的法律武器,也是我国人民在保护环境和生态平衡方面的行为准则;它既是调整国民经济各部门在发展经济与保护环境之间的法律依据,也是我们子孙后代繁荣昌盛的保证。

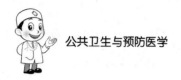

我国的环境保护法的内容包括：

①有关环境的概念、环境保护工作的任务及各级政府的职责。

②环境监督管理的规定。

③保护和改善环境的规定。

④防治环境污染和其他公害的规定。

⑤法律责任及奖、惩的规定等。

二、生命的源泉—水

（一）生命离不开水

水是一切生命的源泉。在我国邢台、唐山大地震中，救援人员在倒塌的房屋下成功地营救出不少幸存者，他们在废墟下与外界失去联系，没有食物仅靠少许的沟水或不洁水，度过了一个个日日夜夜。假如他们失去水，那最多只能坚持 5~6 天。可见，水在维持生命的意义上远比食物重要，仅次于空气。

水又是一切活体的重要组成。人体内大约 60% 的重量是水，在有些水生物体内，水的含量更高。如水母体内水分竟达体重的 95%。没有水，植物会枯死，动物会渴死，一切生命将会终止，地球将失去一切生机，变得万般寂静和荒凉。

翻开世界地图，映入我们眼帘的首先是一片蓝色的海洋。仔细计算一下，海洋竟占地球表面的 70%，加上陆地上成千上万条江、河、湖泊，我们的地球简直就是一个水球。地球表面的海水、江水、湖水在阳光的照射下，逐步升温蒸发成水蒸气进入大气层。形成云雾，在风的作用下四处漂流，遇冷空气后凝结成雨、雪、冰雹等，又重新降落到地面。汇集成江、河、湖泊，最后直接或间接流入海洋。水就这样蒸发、降落、再蒸发、再降落，无休止地循环着，使地球表面始终保持一定的水含量，养育着地球上成千上万的生命。

一个健康人每天都要摄取一定量的水，并排出同等量的水，达到水循环的平衡，一般来说，成年人每天约从饮用水中获取 1200 毫升的水，从食物中获取 1000 毫升水，每天摄入的糖、蛋白质等经过代谢产生大约 300 毫升水，这样，总进水量约为 2500 毫升、同时人体通过肾脏每天排尿约为 1500 毫升，粪便排出水分约 200 毫升、皮肤蒸发约 400 毫升，肺呼出空气含水分约 400 毫升，其总排水量也是 2500 毫升。不论是摄入或排出哪一方面发生变化，人体都会进行适当调节。如高温作业区或从事重体力劳动的人，其皮肤排水量特别大，因此需增加相应摄水量。人体的水循环平衡一旦破坏，即出现不良结果。如长期摄水量大于排水量，则可出现水肿、水中毒等恶果，这就需用利尿药物增加水分的排出,并减少水分的摄取,以达到水的平衡。

（二）软水和硬水

在日常生活中,我们经常见到水壶用久后内壁会有水垢生成。这是什么原因呢?原来在我们取用的水中含有不少无机盐类物质,如钙、镁盐等。这些盐在常温下的水中肉眼无法发现,一旦它们加温煮沸,便有不少钙、镁盐以碳酸盐形成沉淀出来,它们紧贴壶壁就形成水垢。我们通常把水中钙、镁离子的含量用"硬度"这个指标来表示。硬度 1 度相当于每升水中含有 10 毫克氧化钙。低于 8 度的水称为软水,高于 17 度的称为硬水,介于 8 ~ 17 度之间的称为中度硬水。雨、雪水、江、河、湖水都是软水,泉水、深井水、海水都是硬水。

有些钙、镁离子含量很高的水却不见有水垢生成,这是因为这些钙、镁离子以氯化盐形式存在,它们是可溶的,所以在加热时并不能沉淀出来。

水的硬度对日常生活影响是很大的。如水的硬度大时洗衣服不起泡;旅居异地因饮水的硬度不适应可出现水土不服的症状;壶内结水垢会使壶的导热性下降;工业锅炉的水垢可引起爆炸事故。所以,生活和工业用水均应适当控制水的硬度。

（三）水的卫生标准

纯净的水是无色、无味、透明的。然而在自然界中,任何水源均不可避免地与外界发生联系。如各种化学、生物性物质可能溶解或混溶在水中,使水失去固有的无色、无味、透明的特性,饮用后甚至会产生不良后果。所以,各类不同用途的水均有相应的卫生要求,如作为生活饮用的水要求符合"生活饮用水卫生标准"。只有饮用符合标准的水才能满足人们的健康需求。"生活饮用水卫生标准"包括三个方面。

（1）感官性状及一般化学指标:生活用水首先应满足最基本的外观指标,无色、无味、透明等。其相对指标值是色度、臭味和浑浊度。如当水中悬浮物质过多,浑浊度超过 10 度时,一般人均会发现水混浊不清,5 度以下时非专业人员已无法辨别。一般自来水的浑浊度 2 ~ 3 度左右,酸碱度等于 7（即中性）,并有一定的硬度指标。

（2）毒物学指标和放射性指标:要求水中的有害物质含量不得超过对人体有害的浓度,如镉、铅、银、汞等许多无机离子和苯并芘、六六六等有机化合物的含量都有明确限制。为防止水中含有放射性物质、近来还专门增设了放射性指标。

（3）生物学指标,主要是针对水中可能存在的病原体,如伤寒、霍乱等。目前,我们的生活用水多采用氯气消毒法。实践证明;氯气消毒后只要将细菌总数和总大肠杆菌群两个指标控制在一定范围内,其他致病性微生物一般不易引起危害,所以在标准

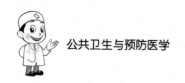

中,只有细菌总数和总大肠杆菌群两项指标。而这并不意味着无须控制其他致病性微生物的含量。当选用新的消毒剂时,因其杀菌谱与氯气不一致,故确定新指标时也应有所不同。

三、与生命、健康息息相关的空气

(一)大气圈

在地球表面,包围着一层空气,称为大气层或大气圈。大气层的高度,随地球纬度而有不同,在赤道上空,大气层高度约为4200公里,在两极则仅2800公里。大气层自下而上可分为四层,即对流层、平流层、电离层和散敞层。地球表面因有太阳的照射,使空气加温而上升,与上层的冷空气上下对流,故名对流层。在对流层内,空气在上升的过程中不断散热. 每上升100米温度下降0.6℃,故又称为变温层。在赤道上空15～17公里以上,两极上空8～10公里以上的大气层,称为平流层。平流层空气密度比对流层大大降低(从10^{-3}降至10^{-5}～10^{-6}),这里的空气仅作水平流动,很少垂直对流。平流层上层的空气由于短波紫外线和宇宙线的辐射,使气体分子上带有电荷,故称为电离层,电离层的空气更加稀薄,其密度仅有10^{-8}～10^{-12}。在电离层上方的空气层,称为逸散层,这是因为,地球引力对气体的影响已很少,故而易于逸散。由于有大气层的存在,地球上的生命才能繁衍不息,所以大气层的卫生问题,与我们的生活紧密相关。

只要生命一息尚存,我们就必须呼吸。每时每刻,我们都在与周围的大气进行着气体交换。一个正常的成年人,每天吸入的空气10～12立方米,可见,大气的组成成分对生命和健康有多么重要的意义。那么,在正常情况下,我们周围的大气中含有一些什么成分呢?据测试,大气层中有16000多种气体,但在大气的不同部分气体密度和组成成分是不同的,有些气体,含量极少,多分布在大气的外层。在气温为00C、纬度为450、海平面上大气压力101.3KPa(760毫米汞柱)的标准状况下,干燥空气中约含有21%氧气、78%氮气,所以说,空气中主要的成分就是氧和氮。此外,还有二氧化碳、稀有气体、水蒸气、少量的微生物、臭氧、过氧化氢和氮氧化合物等。大气中的化学成分,是相当恒定的,地球上的生物长期适应于这样的空气环境。因此,一旦这些化学成分发生较大的变化. 就可能带来健康问题。

(二)臭氧层

在对流层大气上空的平流层中,距地面20～25公里处,有一层臭氧比较密集的空气,称为臭氧层,为什么臭氧在这里特别密集呢?这是因为太阳紫外线的作用,空气中部分氧分子分裂为氧原子,氧原子与未分裂的氧分子结合,生成臭氧,由于臭氧对短波紫外线有强烈的吸收能力,所以臭氧层的存在,使地面上的生物体免受短波紫外线的袭击,对生物体有重要的保护作用,由此,人们生动地将它誉为"地球的保护伞"。

1985 年,英国南极科学考察队首次报告,南极洲上空的臭氧层变薄,北半球也有类似情况,这个臭氧层中某些局部臭氧减少形成"空洞"的消息,顿时引起全世界的关注,这是因为,臭氧能够吸收太阳短波紫外线,所以到达地面的阳光辐射,大多是波长为 350 ～ 300 埃的长波紫外线,这种紫外线,只能杀死抵抗力较低的病原微生物,对人类和一般生物没有害处。臭氧层中臭氧含量每降低 1%,地面上波长 315 ～ 200 埃的短波紫外线将增加 2%,短波紫外线可深入到生物体内,损伤组织,甚至引起遗传物质脱氧核糖核酸"遗传信息"的差错、细胞生长异常和癌变。据估计,臭氧层的臭氧如减少 10%,人群中皮肤癌发病率将增加 20%;并且,对地球上树木花草、鸟兽虫鱼等一切生物,都是致命的威胁。1991 年底,智利最南部城市中的羊出现短暂失去视觉的现象,有的学校老师报告小学生有皮肤过敏和损伤。联合国环境规划署不久前警告说,如果臭氧层继续按照目前的速度变薄,到 2000 年全世界皮肤癌患者将达到 20 万人,如果下世纪初臭氧层中臭氧再减少 10%,那么全世界每年患白内障的人有可能达到 160 万 ～ 175 万人。由于臭氧层与人类的生存如此紧密相关,难怪人们正在大声疾呼:"救救地球的保护伞"!

大量的研究表明,氮、氯、氢、溴等约 30 余种化学物质,可以减少臭氧层中的臭氧。例如,60 年前美国杜邦公司开始在市场上销售的制冷剂氟利昂,已经在人类生活的各个方面广泛应用,全世界大约有 10 亿台电冰箱和数以亿计的空调器中使用了氟利昂,清洗电子器件的清洁剂;各种喷雾剂和发泡剂等也都含有氟利昂。据有关方面估计,每年这类产品的产量为 75 万吨。氟利昂如果逸入大气,由于其比重与空气不同,在地球自转的离心力作用下,向两极上空集中,至臭氧层时,在太阳短波紫外线的作用下,放出氯原子。氯原子与臭氧作用,夺去一个氧原子,形成氧化氯,氧化氯与另一个氧原子结合,形成一个新的氧分子和一个氯原子,氧分子不能阻挡紫外线,而新形成的氯原子却可与其他臭氧分子继续反应,这个连锁反应不断地进行。据估计,1 个氯原子每天可分解 1000 个以上臭氧分子,使臭氧层逐渐被侵蚀、研究人员认为,氟氯烃的寿命可达 50 ～ 100 年,即使现在停止生产氟氯烃,同温层中氯的浓度还将继续上升,至下世纪头 10 年才达到最高峰,要恢复到自然水平,起码还要 1 个世纪。除氟利昂外,有些其他化学品也有同样作用,例如 1 个分子的氮氧化合物,每天可破坏 10 000 个臭氧分子,1 个氮原子,每秒可破坏 100 个臭氧分子,1992 年 4 月初,参加"欧洲北极平流层臭

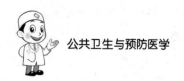

氧实验"的科学家宣布,北极地区上空的臭氧已减少到有纪录以来的最低水平,仅1992年头两个月就减少了20%,北极平流层中的氯含量比正常水平高出70倍,这是来自美国、俄罗斯、日本、英国等17个国家的300名科学家在进行了长达5个月的大规模考察后发现的。

由于臭氧层中的臭氧的减少与人类生存如此紧密相关,世界各国非常重视这个问题。1987年在加拿大蒙特利尔签订了一个国际性禁止毁坏臭氧层的协议书。协议书规定先进工业国家必须在2000年禁止生产和使用氟氯烃产品,而发展中国家的期限则延后10年。3年之后,由于地球环境的进一步恶化,在伦敦又召开了议定书缔约国第二次会议,对1987年的议定书进行了修改,规定对7类100多种能消耗臭氧层的物质的排放总量进行控制,约60个国家(包括我国在内)在修订后的协议上签了字、这些文件,被人们誉为国际环境合作中的里程碑。

(三)煤气中毒

三九寒天,寒风刺骨,人们关闭门窗在室内燃煤或燃炭取暖,常常发生"煤气中毒"。其实,"煤气"中毒,就是一氧化碳急性中毒。

煤、炭等可燃材料的主要成分是碳。当氧气供给充分时,碳燃烧形成二氧化碳,二氧化碳一般不引起中毒。可是,氧气有时供不应求,碳燃烧后就不能完全变为二氧化碳,而同时产生一部分一氧化碳:氧气供应愈不充分(例如,有时炉门开得大小),产生的一氧化碳愈多。一氧化碳无色、无臭、无味,尽管浓度已很高,却不易被人觉察,因而容易引起中毒。

那么,急性一氧化碳中毒是怎样引起的呢?

原来,人们一时一刻不能停止呼吸,因为人们一时一刻不能缺少氧气。人们吸入的氧气与红细胞中的血红蛋白结合,变成氧合血红蛋白,然后随着红细胞输送到全身,这时,因身体组织内氧分压较低,氧合血红蛋白中的氧就被解离释放到组织细胞,于是红细胞就完成了输送氧气的任务。当一氧化碳被吸入肺泡时,由于一氧化碳与血红蛋白的结合能力比之氧气与血红蛋白的结合能力大200～300倍,而碳氧血红蛋白的解离速度则很慢,仅为氧合血红蛋白的1/3600。所以,一氧化碳易把血液中氧合血红蛋白的氧排挤出去,减弱了红细胞携氧输氧的能力;碳氧血红蛋白还有抑制、减缓氧合血红蛋白解离释放氧的作用;另外,吸入的高浓度的一氧化碳,还可与含铁的组织呼吸酶(细胞色素、细胞色素氧化酶等)结合,直接抑制组织的呼吸,从而严重影响大脑的功能活动。因此,环境中一氧化碳的浓度愈高,人体组织细胞中的缺氧状态也就愈严重。室内空气中一氧化碳的浓度达到百万分之一时,就可开始引起中毒,如达到百分之一的浓度,仅两分钟即可引起死亡。

冬天用煤炭烤火取暖,请一定注意不要将门窗关得太紧。必须适当地通风换气。

"煤气中毒"就是一氧化碳中毒。引起一氧化碳急性中毒的原因,多见于关闭门窗在室内生炉烤火。烧 1 公斤煤可产生 7 立方米的煤烟,这样多的煤烟中含有 0.07 立方米的一氧化碳,这样多的一氧化碳如按重量计算,就是 87.5 克。据调查,用蜂窝煤炉取暖的居室内,一氧化碳的平均浓度为 15.42 毫克/立方米。而用暖气采暖的居室仅 3.72 毫克/立方米。前一类居民血中碳氧血红蛋白超过 2% 者占 13.2%,后一类居民中仅占 0.7%。所以,室内炉子应有排烟装置,并注意房间的通风换气。燃煤时应尽可能充分供给空气,使炉内的碳完全燃烧,减少一氧化碳的产生,封炉子后,人尽可能不在室内,回家后开窗换气再打开炉子。一氧化碳无色无臭无味,不要因此放松警惕,在用炉子取暖的居室内稍感不适,就应考虑"煤气中毒"的可能。应立即采取措施:换一个环境,或通风换风,防患于未然。

(四)空气中的阴离子

空气中的阴离子,一般作用于副交感神经,在适量(200000 ~ 300000 个/cm³)时,对人体健康有多方面的好处,首先,它能调节中枢神经系统的兴奋抑制过程,产生良好的心理影响;其次,可以刺激造血功能,加强新陈代谢,提高免疫力;第三,它可以促进气管上皮纤毛活动,改善肺的换气功能,另外,它还可以使高血压患者血压下降,减缓心动过速患者的心率。因此,空气中的阴离子,被称之为空气中的维生素。在空气清洁,绿树成荫、鸟语花香、清流飞瀑的环境中,阴离子较多,它们是有利于健康的一个重要因素。利用这一原理,我们可以在休息疗养或居住地区,设置喷泉、绿化环境或安装空气净化器,借以增加阴离子来促进健康。

(五)温室效应

大气中含有少量二氧化碳。二氧化碳有两个特性:①对太阳辐射(包括可见光、红外光和紫外光等)的吸收能力很强,吸收后转化为热能。②散失热能的能力不强,因而在地球周围犹如形成一个玻璃温室,称为"温室效应"。其实,一氧化二氮、氟氯化碳和臭氧等,也具有很强的"温室"作用。

二氧化碳无色无臭无味,在大气中的浓度仅占 0.03%。这样的浓度,对人体健康无害、但由于矿物燃料燃烧产生二氧化碳,热带森林大量砍伐又减少了树木对二氧化碳的吸收和转化,其平均浓度已从 19 世纪中期时的 280 毫克/升上升至 350 毫克/升,即增加了 25%,60 年代初期,二氧化碳的年上升率仅 0.7/1000000。在过去 10 年中,

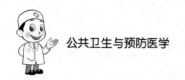

年上升率已增加至 1.5/1000000。科学家们预测，由于它的"温室效应"，当其浓度增加至目前的 2 倍时，地球吸收太阳辐射的热量将增加 2%，地面空气温度将上升 1.5～4.5℃。而气温上升，海平面也上升，地表气温每上升 1.5℃，海平面将上升 1～2 米，许多沿海地区将因此而遭灭顶之灾。所以，这个问题不能不受到全世界的关注。

（六）酸雨

大气中的水蒸气升腾到高空，遇冷凝结成雨露。雨露滋润禾苗壮，雨露、是生命不可缺少的条件。纯净的雨露是中性的。由于正常大气中含有少量二氧化碳，而二氧化碳易溶于水，所以在一般情况下，雨露的酸碱度（pH）处于 6～7 之间，这样的雨露，才能滋润禾苗、抚育生命！

严重污染的大气中，二氧化硫和氮氧化合物的浓度很高，在一定条件下。它们与空气中的水蒸气作用，形成硫酸或硝酸，使降落下来的雨露呈强酸性。酸雨，就是指 pH 值低于 5.6 的酸性降水，包括雨、雪、雹和雾。由于大气环流的影响，某地形成的酸雨，往往可以飞至千里之外，造成很大危害。

目前，不少国家的酸雨的酸度日益增加，pH 值可达 4.5～4.0（个别低于 3.0），出现酸雨的频度也在增加，酸雨已经成为世界性的环境问题。

近一二十年来，酸雨已成为重大的环境问题，受到世界各国的重视、这是因为，酸雨的危害性是多方面的。

首先，酸雨雨滴散发出来的硫酸雾对人的毒性比二氧化硫的毒性大 10 倍，易于深入到肺组织，引起强烈的刺激，甚至导致肺水肿的发生；其次，酸雨使江、河、湖、塘等水体酸化，使鱼虾等水生生物不能孵化或成长；酸雨改变了底泥的 pH 值，影响了分解有机物的微生物的活动，有的水体甚至因此而"死亡"，生命在那里不可能存在；第三，土壤中的钙、镁、钾等被酸雨淋溶，因而日趋贫瘠；酸雨改变了土壤的 pH 值，破坏了微生物群落的生态系统，影响了草木和农作物的生长。此外，酸雨还可腐蚀建筑物及其设施。

四、环境中量小作用大的物质——微量元素

在人体内的含量少于 0.01% 的化学元素，称微量元素。这些微量元素虽少，但作用极大。它们是维持人类生长、发育、生命活动及后代繁衍不可缺少的元素，故称为必需的微量元素。计有铁、锌、铜、铬、锰、钴、氟、碘、钼、硒、镍、钒、硅和锡 14 种。还有一些从外环境通过水、食物、空气等途径进入人体的有毒微量元素，如汞、镉、铅等。

必需的微量元素是个奇妙的东西，它们在人体内少了、多了都不行，没有更不行。

少了可引起缺乏症,严重缺乏则危及生命;多了不但无益,反而有害,所以一些父母为了使自己的孩子能健壮、聪慧,认为微量元素多了有益无害,这是不对的。因为人体对必需微量元素的最适需要量的范围不大,过多的补充,虽然缺乏症纠正了,但可引起中毒,危害更甚,治疗更难。所以,凡有微量元素缺乏症者,或试图补充微量元素的人,在医生的指导下,进行治疗,或向医生询问安全摄入量范围。

五、吸烟——人类健康的"杀手"

烟草植物原产于南美洲的玻利维亚,点燃烟草并吸烟原作为一种宗教仪式,后来,一般人都染上了吸烟的习惯。吸烟风气逐渐扩大到北美洲的西南部。1492 年,哥伦布的探险队到达圣萨尔瓦多岛时,发现土著人都衔着燃着火的"干草"叶,吸着它的烟雾。并且还发现印第安人作战前吸烟振作士气。将烟草种子带回西班牙种植、也逐渐在欧洲流传开来。

吸烟虽有数百年的历史。但是,20 世纪以来,随着纸烟的出现和大规模的生产。吸烟已成为全世界极普遍的流行现象,如美国 1910 年共消耗香烟 40 亿支,1920 年增加到 250 亿支。到 1948 年则有 60% 以上的成年男性都吸烟。美国俄亥俄州 28% 的白人妇女和 36% 的黑人妇女均吸烟。以后随着人们对吸烟的危害有所认识,吸烟人数明显下降。成年男性 1965 年下降到 42% ,1980 年则为 32% 。这种下降趋势如以每人年平均消耗纸烟计算,1972 年为 4112 支,1982 年为 3731 支,10 年间下降近 10% 。

然而在发展中国家,纸烟的消耗量却以每年增加 5% 的速度发展。1970 ~ 1980 年10 年间,非洲国家的吸烟人数增加了 30% ,拉丁美洲国家增加了 24% ,亚洲国家增加了 23% 。目前发展中国家的烟草消耗量已占全世界的 52% 。

再看看与吸烟密切相关的肺癌发病情况。纸烟消耗的上升和肺癌死亡率的上升成正比。肺癌上升晚 20 年左右,这正是肺癌的潜伏期。在 20 世纪 30 年代之前,肺癌还是一种罕见病,现在逐年增多了。英国男性 1931 年肺癌死亡率为 36/10 万,1951 年上升到 320/10 万,增加近 10 倍。美国男性 1931 年肺癌死亡率 20/10 万、到 1956 年上升到 160/10 万。根据吸烟风气的广泛流传及吸烟引起的疾病大幅度的升高,有人形象地称吸烟为 20 世纪的"瘟疫"。美国《大众健康》曾登载作者致布什总统的公开信,声称美国国内烟草消耗量逐年减少,而产量不断上升。主要向第三世界国家倾销,这些烟草对人们的健康损失,好似一种"新的鸦片战争",他为美国感到耻辱,要求总统下令停止向第三世界国家倾销烟草制品。

根据上述情况,我们应以防止瘟疫蔓延的态度重视吸烟对人群健康的影响问题。

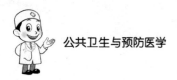

烟气指吸烟时产生的白色烟雾。烟气被吸入呼吸道内慢慢呼出来,在其缭绕上升时散发的"香味",可以使"瘾君子"得到某些满足。烟气中究竟有些什么物质呢? 烟草是含有烟碱的一种植物,烟碱译音为"尼古丁"。当烟草燃烧时,温度可达 850 ~ 990℃。原来含在烟叶中的物质发生了很大的变化。据报道,烟中含有 4000 种左右的化学物质。纸烟烟雾中的化学物质可分为气体成分和微粒成分两类。比较重要的有毒气体物质有一氧化碳、氰氢酸、丙烯醛、氨、一氧化碳。

六、环境中的癌因素

(一)癌症与环境

科学家在探讨人类癌症发生的病因时,形成一个基本认识或基本估计,即绝大多数癌症病因存在于人类环境中。这是相对于遗传性肿瘤而言:极少数如视网膜母细胞瘤、神经纤维瘤、肾母细胞瘤的发生,遗传因素起着主要作用。这种肿瘤的发生是受细胞染色体中的癌基因或抗癌基因控制的。然而就人类癌症的大多数来说,科学家找不到遗传因素起作用的依据,但屡屡证明癌症的发生与某种外环境因素有关。按照现代肿瘤流行病学的观点,致癌环境因素是无所不在的。这种观点一是告诉人们密切注意环境致癌的普遍性,不可疏忽。二是告诉人们,肿瘤不是先天决定的,是可以预防的.人们大可不必患恐癌症。环境致癌因素是一个十分广泛的概念,包括药物致癌,职业接触致癌、环境污染(空气、水、食物污染)致癌,天然致癌物质致癌,生活方式致癌等。按致癌症病因来分,遗传性癌症约占 2% 、病毒引起的癌症和放射线所致的癌症各占 5% 。除此,约90% 的癌症与化学物质有关。化学物质包括天然化学物质与合成化学物质,其中不少物质被证实或怀疑是致癌因素。特别是合成化学物质的致癌危险性引起科学家和社会各界人士的关注。合成化学物质有几百万种,常用的有几万种,每年以上千种的速度在不断地增加着。有数千种化学物质被作过致癌性实验,结果发现每实验 4 ~ 6 种就有一种是致癌的! 化学物质已深入到人们的衣、食、住、行、用、药中,使人们广泛地接触化学物质,这当中有没有潜伏的化学致癌物呢? 不能说没有。事实证明,许多惯常使用的化学品是致癌或有致癌危险的。世界各国政府和我国政府对投入使用的化学物质的控制是比较严格的。凡未经毒性检定与评审过关的化学品不准投入市场。但是,违法应用有害化学品于食物、化妆品、饮料以及伪造药品、保健饮品者屡见不鲜。这就是为什么越来越多的人视化学品为危险物,对含人造化学物质的食品、饮料持特别谨慎的态度。

（二）致癌物

凡能引起人类和动物发生恶性肿瘤的物质叫致癌物。现知的致癌物,大部分是经动物实验认定的,还缺少对人体致癌的可靠证据,不能定为"确认的致癌物"。我们知道,国际肿瘤研究机构宣布将化学致癌物定为三级。

确认致癌物:是指某一化学物或生产工艺,人与其接触和癌症发生之间有因果关系,业已获得充分证据的。

可疑致癌物:是指某种或某一类化学物,对人的致癌作用的证据尚不够充足,仅依据动物实验有诱癌作用。

尚无证据对人有致癌作用的化学物:是指动物实验资料有限,对人致癌的证据又不足。

国际肿瘤研究机构给致癌物定性非常慎重,没有拿到对人致癌的充足证据,不能定为确认致癌物。而获得对人致癌性证据的工作最难做,所以已认可的确认致癌物数不多,至 1982 年只有 30 种。那些可疑致癌物一旦资料齐备,可上升为确认致癌物。当然,人们在实际生活中理应把可疑致癌物当致癌危险物去对待。

自然界存在着有致癌作用的天然产物,已知的有两种:一是真菌的产物,二是植物体内的成分。属于真菌产物的主要是黄曲霉毒素,产生这种毒素的真菌品种,分布非常广泛,几乎每一种食物或食物制品,只要温度、湿度适宜,都有可能生长这种真菌,谷物、花生、豆类、玉米是黄曲霉毒素常驻之处。啤酒、酱油在酿制过程中混入这种真菌,使成品带有黄曲霉毒素。属于植物体内成分的有黄樟素,是香精油的主要成分。黄樟油中含黄樟素达93%,从肉豆蔻、八角茴、肉桂、黑胡椒制得的香精油中其含量少于10%。八角茴香油的主要成分为异黄樟素。黄曲霉毒素是致肝脏肿瘤的物质,动物实验业已肯定,致人的肝脏肿瘤也有一些证据。黄樟素也是一种致肝脏肿瘤的物质,主要依据是动物实验;对人,还没找到证据,只是一种潜在致癌物。

"癌棒"是科学家给香烟取的谐名,形容香烟致癌能力极强,是一根肺癌大棒。这名字对吸烟嗜好者来说具有警醒力。其击倒力大约是:轻度吸烟者每万人中 5 人得肺癌,中度吸烟者 9 人得肺癌,重度吸烟者 17 人得肺癌,而不吸烟的人得肺癌的机会只有万分之零点七。

这是著名科学家多尔和希尔的研究结论。

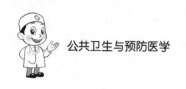

第二节 职业环境与健康

职业性有害因素又称职业病危害因素,是指生产工作过程及其环境中产生和（或）存在的,对职业人群的健康、安全和作业能力可能造成不良影响的一切要素或条件的总称。

一、生产环境因素

(一)化学因素

在生产中接触到的原料、中间产品、成品和生产过程中的废气、废水、废渣等可对健康产生危害的活性因素。凡少量摄入对人体有害的物质,称为毒物。毒物以粉尘、烟尘、雾、蒸汽或气体的形态散布于空气中。

有毒物质:如铅、汞、苯、氯、一氧化碳、有机磷农药等。

生产性粉尘:如矽尘、石棉尘、煤尘、水泥尘、有机粉尘等。

(二)物理因素

物理因素是生产环境的构成要素。

异常气象条件:如高温、低温、高湿等。

异常气压:如高气压、低气压等。

噪声、振动、超声波、次声等。

非电离辐射:如可见光、紫外线、红外线、射频辐射、微波、激光等。

电离辐射:如 X - 射线、γ 射线等。

(三)生物因素

生产原料和作业环境中存在的致病微生物或寄生虫,如炭疽杆菌、真菌孢子、布氏杆菌、森林脑炎病毒及蔗渣上的真菌等;医务工作者接触的传染性病源,如 SARS 病毒。

(四)社会经济因素

经济全球化、国民生产总值(GNP)、财富分配、文化教育水平、生态环境、劳动立法、医疗卫生制度,都可影响职业人群的健康。如生产管理水平低、厂房建筑或设备简陋、过重体力负荷、生产布局不合理等。

（五）有关生活方式

①劳动组织和制度不完善,作业制度不合理。

②精神(心理)性职业紧张。

③工作节奏的变动,换班及夜班工作。

④吸烟及过量饮酒。

⑤农民工大量涌入城市务工。

⑥缺乏体育锻炼。

⑦个人缺乏健康和预防观念。

⑧违反安全操作规范和忽视自我保健。

⑨劳动强度过大或生产定额不当,安排的作业与劳动者生理状况不相适应。

⑩个别器官或系统过度紧张,如视力紧张等。

⑪长时间处于不良体位或使用不合理的工具等。

（六）卫生服务质量

医务人员的业务能力和医德是职业卫生服务的重要条件。落实职业医学准则,提倡崇尚医德。

二、职业病

当职业性有害因素作用于人体的强度与时间超过一定限度时,人体不能代偿其所造成的功能性或器质性病理改变,从而出现相应的临床征象,影响劳动能力,这类疾病通称职业病。

医学上所称的职业病泛指职业性有害因素所引起的疾病,而在立法意义上,职业病却有其特定的范围,即指政府所规定的法定职业病。凡属法定职业病的患者,在治疗和休息期间及在确定为伤残或治疗无效而死亡时,均应按劳动保险条例有关规定给予劳保待遇。我国卫生部于1957年首次公布了《职业病范围和职业病患者处理办法的规定》,将危害职工健康比较明显的14种职业病列为国家法定的职业病。1987年卫生部颁布了修改后的职业病名单,共有9类99项,另制订了《职业病诊断管理办法》《职业病报告办法》《尘肺防治条例》等。

（一）工作有关疾病(职业性多发病)

工作有关疾病与职业病有所区别。广义上讲,职业病是指与工作有关并直接与职业性有害因素有因果关系的疾病。

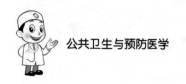

工作有关疾病与职业病相比,具有三个特点:

①职业因素是该病发生和发展的诸多因素之一,但不是唯一的直接因素。

②职业因素影响了健康,从而促使潜在的疾病显露或加重已有疾病的病情。

③通过控制和改善劳动条件,可使所患疾病得到控制或缓解。

常见的工作有关疾病有:矿工的消化性溃疡;建筑工的肌肉骨骼疾病(如腰背痛);与职业有关的肺部疾病等。

(二)职业性病损的致病条件

(1)接触机会:如在生产工艺过程中,经常接触某些有毒有害因素。

(2)接触方式:经呼吸道、皮肤或其他途径可进入人体或由于意外事故造成病伤。

(3)接触时间:每天或一生中累计接触的总时间。

(4)接触强度:指接触浓度或水平。

后两个条件是决定机体接受危害剂量的主要因素,常用接触水平表示,与实际接受量有所区别。据此,改善作业条件,控制接触水平,降低进人机体的实际接受量,是预防职业性病损的根本措施。

(5)个体危险因素:

在同一作业条件下,不同个体发生职业性病损的机会和程度也有一定的差别,这与以下因素有关:

①遗传因素患有某些遗传性疾病或存在遗传缺陷(变异)的人,容易受某些有害因素的作用。

②年龄和性别差异包括妇女从事接触对胎儿、乳儿有影响的工作,以及未成年和老年工人对某些有害因素作用的易感性。

③营养不良如不合理膳食结构,可致机体抵抗力降低。

④其他疾病如患有皮肤病,降低皮肤防护能力,肝病影响对毒物解毒功能等。

⑤文化水平和生活方式如缺乏卫生及自我保健意识,以及吸烟、酗酒、缺乏体育锻炼、过度精神紧张等,均能增加职业性有害因素的致病机会和程度。

以上这些因素统称个体危险因素,存在这些因素者对职业性有害因素较易感,故称易感者或高危人群。

充分识别和评价各种职业性有害因素及其作用条件,以及个体特征,并针对三者之间的内在联系,采取措施,阻断其因果链,才能预防职业性病损的发生。

三、职业性中毒

在生产劳动中使用或接触有毒物质时,由于防护不够,使一定量的毒物经呼吸道、皮肤或消化道进入人体引起器官或组织病变,重者可危及生命。

在短时间内大量毒物进入人体,可引起急性中毒;长期的微量进入,可引起慢性中毒。微量毒物进入在体内滞留而暂不发生症状的状态,称"吸收状态"。职业性中毒是可以预防的。

(一)职业中毒对人体的危害

职业中毒的发生是由于生产性毒物侵入人体造成的。生产性毒物侵入人体的途径主要有三种:呼吸道、消化道、皮肤,其中,呼吸道是最常见、最主要的途径。而经消化道、皮肤侵入人体的较少见,仅在特殊情况下才发生。生产性有毒物质进入人体后,会对人体的组织、器官产生毒物作用,依据不同毒性,可以对人体的神经系统、血液系统、呼吸系统、消化系统、肾脏、骨组织等产生作用。除了会产生局部刺激和腐蚀作用、中毒现象以外,甚至还会产生致突变化用、致癌作用、致畸形作用,还有一些毒物可能会引起人体免疫系统的某些病变。

由于中毒而引起的职业病临床表现非常复杂,同一种毒物经不同途径进入机体吸收后,其毒作用可以有很大差异,一般经呼吸道吸收较迅速而完全,其次为胃肠吸收,皮肤具有一定的防御作用,但有些毒物易通过皮肤吸收,成为主要进入途径。毒物的品种繁多,毒作用也各不相同,有时在一个生产环境中,往往同时存在几种化学物质,这时毒物的毒性可呈相加作用,增强作用或拮抗作用。而同一种毒物对于不同的人体反应差异也很大,这与性别、年龄、健康状况、营养、内分泌、免疫状况、中枢神经系统功能以及遗传等因素有密切关系。职业中毒按其损伤机体的不同系统或器官,大致可分为:

(1)神经精神系统病变:如神经衰弱综合征,多发性神经炎,中毒性脑病,中毒性精神病等。

(2)呼吸系统病变:如支气管炎,哮喘,肺水肿,肺气肿等。

(3)血液系统病变:白细胞减少或增多,再生障碍性贫血,高铁血红蛋白症,溶血性贫血等。

(4)循环系统病变:心律失常,心肌病,肺源性心脏病等。

(5)中毒性肝病。

(6)中毒性肾病。

(7)其他:如金属热,腹绞痛,骨骼病变以及内分泌功能障碍等。

(二)预防职业病

预防职业病是保护劳动者健康,控制、减少职业病发生的前提条件,是职业卫生工

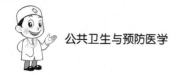

作的重要内容之一。预防职业病可以采取以下几个措施:革新生产工艺、生产材料;对于散发有害物质的生产过程,从革新工艺流程、采用新原料角度无法解决时,应尽可能密闭生产设备;尽可能地提高生产过程的自动化程度;加强通风;隔绝热源;使用必要的防护用品;在有粉尘产生的操作中采用湿式作业;屏蔽辐射源;隔、吸声;合理照明;合理安排劳动时间,对加班加点给予严格控制;合理规划厂区及车间;加强卫生保健等。

(三)伤残等级与劳动能力丧失程度评定

急性职业中毒病人如能及时发现,诊断准确,治疗后大多数人均能很快恢复健康,部分病人没能正确诊断治疗,可留下永久性残疾,少数病人也可很快死亡。慢性职业中毒轻度或中度病例及时发现治疗,绝大多数人可以治愈,无劳动能力丧失。重症病人目前我国很少见,一经发现,很难完全恢复健康,恢复时间缓慢,几年到几十年不等,或留下永久性伤残。职业中毒后的伤残等级与劳动能力丧失程度评定,大致可归类如下:

(1)医疗终结时,病情未能好转,根据国家赔偿法规定,应支付医疗费、营养费、伤残用具等、误工费、生活补助费等费用。

(2)伤残评定一四级者,为完全丧失劳动能力,应长期治疗、休养、并给予一次性伤残赔偿。伤残一级,根据本地区年人均生活水平即社会平均工资,一次赔偿24个月工资;伤残二级,一次赔偿22个月工资;伤残三级赔偿20个月工资;四级赔偿18个月工资。

(3)治疗后病情好转,但已大部分丧失劳动能力,经伤残评定为五级,根据当地年社会平均工资,一次性赔偿12个月工资;伤残六级,一次赔偿10个月工资。可安排轻工作并定期复查或疗养。

(4)治疗后病情稳定,但已部分丧失劳动能力,评定伤残七级,根据当地年社会平均工资,一次赔偿8个月工资;伤残八级赔偿7个月工资。

(5)治疗后病情基本好转,但已丧失小部分劳动能力,伤残评定九级者,一次性赔偿6个月工资;伤残十级赔偿5个月工资。部分和小部分丧失劳动能力者,根据身体情况,应调换其他工作。

(6)医疗终结时,职业中毒死亡者,应按月供养城镇户口直系亲属。供养1人按当地年社会月平均工资30%发给,供养两人按50%发给,供养3人或以上者按60%发给。供养亲属农村户口,在城镇户口供养基础上降低两个百分点。丧葬费和一次性抚恤费分别按职工死亡上一年当地城镇职工社会月平均工资5个月和25个月标准发给。

（7）完全、部分、大部分和小部分丧失劳动能力的职业病患者，其疗养治疗期间伙食费用由所在单位按本地职工因工出差伙食补助标准 2/3 报销。对于退休或提前退休患者，按国家养老保险制计发基本养老金。

（四）医疗终结时间

（1）急性职业中毒病例，一般在 1～6 个月。

（2）慢性职业中毒病例，12～36 个月，最多不可超过 3 年。

有些慢性职业中毒病例，医疗终结时间有时很难掌握，根据国家"两部一会"颁发的《职工工伤与职业病致残程度鉴定标准》中规定，可以每隔 2 年重新鉴定一次，故应标明鉴定结果有效期限，一般为 1～2 年。

四、生产性粉尘与尘肺

（一）生产性粉尘

生产性粉尘是指在生产过程中形成、长时间飘浮于空气中的固体微粒。它是污染作业环境、损害职工身体健康的重要职业病危害因素，可引起包括尘肺病在内的多种职业性肺部疾病。

1. 根据生产性粉尘的性质进行分类

根据生产性粉尘性质可分为三类：

（1）无机性粉尘：包括矿物性粉尘，如石英、石棉、煤等；金属性粉尘，如铁、锡、铝等及其化合物；人工无机粉尘，如水泥、金刚砂等。

（2）有机性粉尘：包括植物性粉尘，如棉、麻、面粉、木材；动物性粉尘，如皮毛、丝尘；人工合成的有机染料、农药、合成树脂、炸药和人造纤维等。

（3）混合性粉尘：指上述各种粉尘的混合存在形式，一般是两种以上粉尘的混合。生产环境中最常见的就是混合性粉尘。

2. 生产性粉尘的来源

生产性粉尘来源十分广泛，如固体物质的机械加工、粉碎；金属的研磨、切削；矿石的粉碎、筛分、配料或岩石的钻孔、爆破和破碎等；耐火材料、玻璃、水泥和陶瓷等工业中原料加工；皮毛、纺织物等原料处理；化学工业中固体原料加工处理，物质加热时产生的蒸气、有机物质燃烧不完全所产生的烟等。

此外，粉末状物质在混合、过筛、包装和搬运等操作时产生的粉尘，以及沉积的粉尘二次扬尘等。

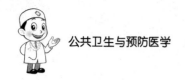

3. 生产性粉尘进入人体的途径

粉尘主要通过呼吸道进入人体,并可以沉积在呼吸道。粉尘颗粒越小飘浮在空气中的时间越长,越容易进入呼吸道深部。颗粒较小的粉尘易沉积在肺泡组织,最具致病性。颗粒较大的粉尘,通常阻留在上呼吸道,易随痰咳出。

4. 生产性粉尘对人体的危害

人体吸入生产性粉尘后,可刺激呼吸道,引起鼻炎、咽炎、支气管炎等上呼吸道炎症,严重的可发展成为尘肺病。

危害最大的是采石场、矿山、开山筑路、开凿隧道等产生的粉尘,它含有游离的二氧化硅(即矽尘),人体长期吸入这类粉尘会导致矽肺。

生产性粉尘又可刺激皮肤,引起皮肤干燥、毛囊炎、脓皮病等疾病。如:金属和磨料粉尘可以引起角膜损伤,导致角膜感觉迟钝和角膜混浊;有机粉尘(如动物性粉尘),可引起哮喘、职业性过敏性肺炎等。

(二)尘肺病

尘肺病是由于在生产活动中长期吸入生产性粉尘,并在肺内沉积而引起的以肺组织弥漫性纤维化为主的全身性疾病。

目前,我国法律规定的 12 种尘肺病包括:矽肺、煤工尘肺、石墨尘肺、炭黑尘肺、石棉尘肺、滑石尘肺、水泥尘肺、云母尘肺、陶工尘肺、铝尘肺、电焊工尘肺、铸工尘肺。

1. 尘肺病的特点

(1)病因明确:职工的作业环境中存在较高浓度的生产性粉尘,控制生产性粉尘浓度或采取有效的个人呼吸防护措施可避免或减少尘肺病的发生。

(2)发病缓慢:职工在生产环境中长期吸入超过国家规定标准浓度的粉尘,经过数月、数年或更长时间发生尘肺病。

(3)脱离粉尘作业仍有可能患尘肺病或病情进展。

(4)通常在相同作业场所从事作业的职工中具有一定的发病率,很少只出现个别病例。

(5)可防不可治:远离尘肺病的关键在于预防,一旦患尘肺病很难根治,只能采取对症治疗,而且发现越晚,疗效越差。

2. 容易得尘肺病的行业和工种

(1)煤矿及其他矿山的开采,主要作业工种有掘进、爆破、采煤、支柱、运输等。

(2)金属冶炼,如矿石的粉碎、筛分和运输等。

(3)机械制造业,如铸造的配砂、造型,铸件的清砂、喷砂以及电焊作业等。

（4）建筑材料行业，如耐火材料、玻璃、水泥、石料破碎、碾磨、筛选、拌料等；石棉的运输和纺织等。

（5）公路、铁路、水利建设，如开凿隧道、爆破等。

3. 容易引起尘肺病的作业场所

接触粉尘作业职工在下列作业场所更容易患尘肺病：

（1）作业场所产尘量大，粉尘浓度高于国家标准。

（2）生产性粉尘的石英纯度高。

（3）生产过程采取干式作业，且没有通风除尘设施。

（4）作业时间长。

（5）劳动强度大。

（6）没有配备个人呼吸防护用品等。

4. 尘肺病的症状

尘肺病患者早期通常没有特异的临床症状，出现临床症状多与并发症有关。尘肺病的主要症状有：

（1）气短：是最早出现的症状，起初病人只在重体力劳动或爬坡时感到气短，以后在一般劳动或走上坡路、上楼梯等时候出现气短，病情较重或有并发症时即使不活动也会感到气短，甚至不能平卧。

（2）胸闷、胸痛：该症状出现也比较早，有的患者开始可能感到胸部发闷，呼吸不畅或有压迫感，有的则出现间断性胸部隐痛或针刺样疼痛，并且在气候变化或阴雨天加重，晚期病人表现为胸部紧迫感或沉重感。

（3）咳嗽、咳痰：早期患者一般仅有干咳，合并肺部感染或较晚期病人咳嗽加重，并有咳痰，少数病人痰中带血。

从事粉尘作业的职工出现以上症状后，请尽快到专业机构进行职业健康体检。

五、职业性肿瘤

在工作环境中长期接触致癌因素，经过较长的潜伏期而患某种特定的肿瘤，称为职业性肿瘤。职业性致癌因素包括化学的、物理的和生物的。但在职业性肿瘤的致癌因素中，最常见的职业性致癌因素是化学物质。

（一）呼吸道肿瘤

在职业性肿瘤中，呼吸道肿瘤占很大的比例。目前，我国已知对职业人群具有致呼吸道肿瘤作用的物质有砷、石棉、煤焦油类物质、氯甲醚类、铬、放射性物质等。

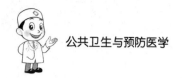

1. 砷

对职业人群的调查证明,接触无机砷化合物可引起呼吸道肿瘤,特别是肺癌。含砷有色金属冶炼,特别是铜冶炼工人因接触氧化砷,肺癌发病率比普通人群显著增高。据湖南省职防部门对开采和冶炼砷的某雄黄矿调查表明,肺癌发病率高达 234.2/10 万,比长沙市居民高 25.1 倍,比雄黄矿所在县的居民高 101.8 倍。调查已证实,接触砷的累积剂量与呼吸道肿瘤死亡率有明确的接触水平—反应关系。

2. 石棉

石棉是国际公认的致癌物质,1955 年已被确认。在其后大量的调查研究中,证明肺癌是威胁石棉工人健康的一种主要疾病,占石棉工人总死亡的 20%。从接触石棉至发病的潜伏期约为 20 年,并呈明显的接触水平—反应关系。流行病学调查表明,石棉致癌作用的强弱与石棉种类及纤维形态有关,而且石棉还可致胸腹膜间皮瘤。

3. 铬

对职业人群流行病学的调查已证明,铬特别是 6 价铬可致呼吸道肿瘤。从事铬酸盐生产的工人的肺癌发病率比一般人群高,其肺癌死亡约占全部死亡的 20% ~45%(一般人群仅为 1% ~2%);在全部癌症中,肺癌约占 50% ~80%(一般人群为 8% ~12%);铬酸盐生产工人发生肺癌死亡的危险度比一般人群高 3 ~30 倍。

4. 氯甲醚类

工业上应用此类化合物有两种:双氯甲醚和氯甲甲醚,多用于生产离子交换树脂。两种化合物对呼吸道黏膜均有强烈的刺激作用。大量研究证明,氯甲醚类可致肺癌。据上海市调查表明,氯甲醚类作业工人的肺癌发病率为 889.68/10 万,肺癌死亡率为 533.81/10 万,显著高于非接触人群,且呈剂量—反应关系。氯甲醚类所引起的肺癌多为燕麦细胞(未分化小细胞)型肺癌,恶性程度高。

(二)职业性皮肤癌

职业性皮肤癌是最早发现的职业肿瘤,约占人类皮肤癌的 10%。职业性皮肤癌与致癌物的关系,往往最直接、最明显,常发生于暴露部位的接触局部。能引起皮肤癌的主要化学物质有:煤焦油类、沥青、石蜡、氯丁烯、砷化物等。煤焦油类物质所致接触工人的皮肤癌最常见。在煤焦油类物质中,主要含致癌力最强的苯并(a)芘及少量致癌性较弱的其他多环芳烃。

接触无机砷化物可诱发皮肤癌。临床表现为,早期见四肢及面部皮肤出现过度角化、色素沉着、溃疡形成。这些变化属于癌前病变,进一步发展成扁平细胞角化癌或腺癌。据湖南对某砷矿调查,1976—1998 年间共发现皮肤癌 16 例,占恶性肿瘤病例的

8%;而肺癌并发皮肤癌者约占 1/4。

流行病学调查表明,长期接触 X 射线又无适当防护的工作人员患皮肤癌增多,潜伏期为 4~17 年,多见于手指。临床表现为:早期见皮肤呈局灶性增厚,有较深的皱纹与擦损、局部萎缩、皮肤色素加深或减退、毛细血管扩张、指甲变脆、甲面成沟并凹陷,有时可出现溃疡,在皮炎的基础上出现癌变。

(三)职业性膀胱癌

职业性膀胱癌在职业肿瘤中占有相当地位,在膀胱癌死亡病例中有 30% 的有致癌物接触史。主要的致癌物质为芳香胺类。高危职业有:生产萘胺、联苯胺和 4 - 氨基联苯的化工行业;以萘胺、联苯胺为原料的橡胶添加剂、颜料等制造业;使用芳香胺衍生物为添加剂的电缆、电线行业等。

芳香胺所致膀胱癌发病各国报道不一,最低 3%,最高 71%,几种不同芳香胺致癌平均发病率为 26.2%。职业流行病学调查表明,接触 β - 萘胺者膀胱癌发生率比普通人群高 61 倍;接触联苯者高 19 倍,接触 α - 萘胺者高 16 倍。

(四)其他职业肿瘤

接触氯乙烯可引起肝血管肉瘤,多见于接触高浓度氯乙烯的清釜工,潜伏期 10~35 年不等。

接触高浓度苯可引起白血病,多数出现在接触苯后数年至 20 年,短者仅 4~6 个月,长者可达 40 年。苯中毒以急性粒细胞性白血病最常见,也可引起较罕见的红细胞白血病。值得注意的是,苯中毒白血病的发病通常继发于全血细胞减少或再生障碍性贫血之后。我国报道的白血病病例,在发病前多出现血细胞减少或再生障碍性贫血。因此,对全血细胞降低的患者作骨髓检查,可证明是属于一种周围血细胞减少的白血病,故由苯中毒发展为白血病的实例可能更多些。

职业致癌物进入人体或接触后,容易发生肿瘤的病变部位有其相对固定的器官或组织,肺(包括气管、咽喉、鼻腔等)、皮肤是职业性肿瘤的主要好发部位,这与接触致癌物质有关。如接触环芳烃所致皮肤癌多在工人身体的暴露部位;而接触无机砷所引起的皮肤癌则在工人身体非暴露部位,且易复发;接触芳香胺类的工人所致职业肿瘤主要发生于膀胱(少数在输尿管及肾盂),这与致癌物在排泄途中滞留与共价结合状况下再分解,析出活性致癌物有关;电离辐射照射的工人所致职业性肿瘤,因直接照射,患皮肤癌的多。吸入电离辐射尘粒的工人患肺癌的多,如该电离辐射物沉积于骨的元素则多发骨肉瘤或白血病。因此,引发肿瘤的部位因其接触途径不同而异。总

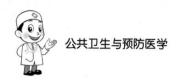

之,职业致癌物都有其固定的致癌部位或范围。

（五）属于职业病

职业性肿瘤和非职业性肿瘤在病变发展过程和临床症状上没有差异。但职业性肿瘤有它特定的部位,同时职业性肿瘤具有职业病的法律补偿性质。因此,2002 年 4 月,我国政府将 8 种职业性肿瘤列为法定职业病。其名单为:石棉所致肺癌、间皮瘤;联苯胺所致膀胱癌;苯所致白血病;氯甲醚所致肺癌;砷所致肺癌、皮肤癌;氯乙烯所致肝血管肉瘤;焦炉工人肺癌;铬酸盐制造业工人肺癌。

（六）预防对策

职业肿瘤由于致病因素比较清楚,因此,可以采取有效的对策来预防,其主要手段为:识别、鉴定、严格控制与管理职业性致癌因素,对接触者作定期医学监护,筛选高危人群,并通过制定法规保证其实施;生产环境中的致癌性职业因素应定期监测,使其浓度或强度控制在国家职业卫生标准规定以下。定期体检、早期发现,及时诊断治疗等第二级预防是已证明行之有效的措施,应明确规定为职业性肿瘤因素接触者的预防制度。并且若检查出患有职业性肿瘤,应及时使用肿瘤分型综合治疗进行治疗。

第三章　公共卫生体系建设

第一节　公共卫生体系

要了解公共卫生体系,就要对公共卫生及其服务进行简单解释。公共卫生是"通过评价、政策发展和保障措施来预防疾病、延长人的寿命和促进人的身心健康的一门科学和艺术"。

"公共卫生服务"则是一种成本低、效果好的服务,是一种社会效益回报周期相对较长的、效益非即时显现且评价复杂的、政府主导的服务。简单地说,公共卫生就是疾病预防控制。在国外,多数疾病预防控制专业人员必须先读完临床医学后,再续读疾控专业,多是双学位的,技能和待遇均高于专事临床的医师。体系,很好理解,它是一个缜密的系统。公共卫生体系就是疾病预防控制系统,这个系统由政府、主管部委(厅、局等)、实施中心(司中心院等)、疾控专业人员、保障医疗机构来协调组成。

一、任务与结构

其基本结构为:国家及其各级政府并财政和爱卫会→卫生部→防疫司→国家疾病预防控制中心→省级卫生厅及其疾病预防控制中心→地市级卫生局及其疾病预防控制中心→县市级卫生局及其疾病预防控制中心→乡镇(办事处)卫生院防疫科→村(居委会)及社区卫生服务站和保障医疗机构并防治专业人员。其总任务是:负责辖区的疾病监测、预防、控制。

具体任务是:做好公共场所、学校、劳动、放射、食品等五大卫生监督监测管理;做

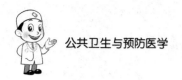

好预防接种、消杀、从业人员体检、卫生宣教、传染病预防控制和救治;应对突发公共卫生事件;建立并监控辖区人群健康信息,指导并治疗患者,监测并报告相关信息;研究和预测辖区人群健康态势,制修订并实施防治规划,调整防治方案等。所以,"公共卫生体系"应该是"由政府主导并全力支持的、集疾病监测、预防、控制和治疗于一体的公共卫生工作系统"

公共卫生体系主要指各级卫生行政部门、疾病预防控制机构、卫生监督管理机构、医疗救治机构和公共卫生研究机构等。为了应对各种重大突发公共卫生事件,一些发达国家将公共卫生体系建设纳入国防安全、经济安全等现代大安全范围之中。

当前,我国公共卫生体系建设的总目标是,争取用三年左右的时间建立健全我国突发公共卫生事件应急机制、疾病预防控制体系和卫生执法监督体系;用更长一段时间,完善农村初级卫生保健体系、城市基本医疗服务体系、环境卫生体系和财政经费保障体系,满足城乡居民的基本卫生服务需求,不断提高广大人民群众的健康水平。

二、具体规划

(一)卫生事业十二五规划

为适应人民群众不断增长的健康需求和经济社会发展对卫生事业发展的新要求,根据《中华人民共和国国民经济和社会发展第十二个五年规划纲要》《中共中央国务院关于深化医药卫生体制改革的意见》和《国务院关于印发"十二五"期间深化医药卫生体制改革规划暨实施方案的通知》,编制《卫生事业发展"十二五"规划》。

(二)加强公共卫生服务体系建设

1.加强重大疾病防控体系建设

开展重点疾病监测,加强传染病网络直报系统建设和管理,完善疾病监测系统和信息管理制度。建立覆盖城乡的慢性病防控体系。建立健全覆盖城乡、功能完善的重性精神疾病管理治疗网络。加强疾病防控实验室检测网络系统建设。建立传染病实验室质量管理体系。落实疾病预防控制机构人员编制,优化人员和设备配置,重点支持中西部地区提高工作能力。

2.完善卫生监督体系

加强基层卫生监督网络建设。加强卫生监督监测能力建设,完善监测网络直报系统。建立健全食品安全风险监测评估预警、食品安全标准和事故应急处置与调查处理体系。充分利用现有资源,建立比较完整的职业病防治体系,提高防治能力。加强环境卫生、放射卫生、学校卫生、传染病防治、医疗执法等卫生监督能力建设。

3. 加强妇幼卫生和健康教育能力建设

加强市、县级妇幼保健机构能力建设。建立健全省、市、县三级健康教育工作网络,重点加强省、市级健康教育能力建设,提升乡镇卫生院、社区卫生服务中心健康教育能力,完善健康素养监测体系。

4. 加快突发公共事件卫生应急体系建设

完善突发公共卫生事件综合监测预警制度,建立风险评估机制。加强国家级、省级紧急医学救援和实验室应急检测能力建设,支持中西部地区加强卫生应急队伍建设,到2015年,形成指挥统一、布局合理、反应灵敏、运转高效、保障有力的突发公共事件卫生应急体系。加强院前急救体系建设,重点提高农村地区急救医疗服务能力。

5. 加强采供血服务能力建设

完善无偿献血服务体系,加强血站血液安全保障能力建设,积极推进血站核酸检测工作,提高血站实验室检测能力。到2015年,血液筛查核酸检测基本覆盖全国。

建立专业公共卫生机构、城乡基层医疗卫生机构和医院之间分工协作的工作机制,确保信息互通和资源共享,实现防治结合。加强专业公共卫生机构对医院和基层医疗卫生机构开展公共卫生服务的指导、培训和监管。通过多种措施,增强医院公共卫生服务能力,提高公共卫生机构的医疗技术水平。

第二节　公共卫生的政策法律体系

一、概述

公共卫生法律体系是公共卫生法制建设的题中应有之意,是当今中国现实迫切需要解决的问题。伴随我国卫生事业改革的不断深入,公共卫生立法的不断完善,卫生法学学科的建立和发展,有关公共卫生法律体系的相关理论和实践问题的研究提到日程上来,引起了国内卫生法学界专家、学者的普遍关注。党的十五大确立了依法治国、建设社会主义法治国家的治国方略,提出了到2010年形成有中国特色的法律体系的立法目标。为加强公共卫生法制建设,《中共中央、国务院关于卫生改革与发展的决定》和1998年上海卫生法制工作会议明确指出:到2010年初步建成包括公共卫生服务、与健康相关产品、卫生机构和专业人员监督管理为主要内容的公共卫生法律体系。

构建我国公共卫生法律体系,是公共卫生法制建设的核心问题,也是卫生法学的

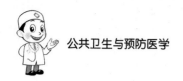

基本理论问题,其理论和实践意义自不待言。问题的焦点是如何构建,怎样构建,即依据什么原则、方法构建。同时应该看到卫生法学作为一个新兴的法律边缘学科,其理论研究严重滞后于公共卫生立法的现实,至关卫生法学学科发展的相关卫生法学基本理论体系尚未形成,对公共卫生法律体系的研究在国内更是缺乏系统的理论阐述,甚至空白。

构建我国公共卫生法律体系其理论和现实意义在于:首先,它对于完善公共卫生法律制度、确立并形成公共卫生法律部门,提升公共卫生法律在中国法律体系中的地位,使公共卫生法律成为法律体系的一个独立的部门具有重要的作用。其次,有针对性地解决公共卫生法相关基本理论问题(特征、本质、渊源、卫生法定基本权利义务),确定公共卫生法调整以生命健康权为本位的各种社会关系的基本范畴,探讨公共卫生法与其他法律规范的关系,研究公共卫生法定权利义务关系以及与此相关联的法律责任等提供理论依据,为建立卫生法学基本理论体系奠定基础。再次,对于加强社会主义公共卫生法制建设具有十分重要的意义。

(1)在公共卫生立法方面,通过公共卫生法律体系的研究,可以清醒地发现现行公共卫生法律制度的缺陷和不足,从而为科学地制订公共卫生立法策略,有步骤地实施公共卫生立法规划,实现立法意图、立法价值、立法实效,为公共卫生法治化建设提供理论支撑。

(2)对于指导公共卫生行政执法、司法实践,提高全民的健康水平、维权意识,保障公民健康权益具有重要的意义。

社会公众唯有增进对国家公共卫生法律体系的了解和认同,才能增强知法、懂法、守法的自觉性。

本章节基于理论与实践相结合,以法学基本理论为指导,将公共卫生法律体系构建的研究置于公共卫生法制建设实践的情景下,从公共卫生、公共卫生法律体系、公共卫生法制建设实践的角度,通过对公共卫生法制建设的现状分析以及存在的主要问题的历史考察,客观评估我国现阶段公共卫生立法的基本状况,并在此基础上依据法理学基本原理论证并提出了以生命健康权益保障为核心要素的构建我国卫生法律体系(框架)的初步设想,以期推动并促进卫生法学学科建设,为公共卫生法治实践提供理论依据。

二、公共卫生法

公共卫生法律法规的产生、发展、完善是医学科技的发展、卫生事业改革的一定历史阶段的必然需求。医学科技的发展促进了公共卫生法律、法规的产生。公共卫生法律法规的确立又规范着卫生事业改革、发展的正确方向。对公共卫生法的理解,离不开其定义、特征以及基本原则。

(一)定义

目前,国内《卫生法学》教科书不下几十种,大多是对"卫生法"的定义,"公共卫生法"之定义几乎没有。笔者认为所谓公共卫生法是指由一定物质生活条件决定的统治阶级意志的体现,它是由国家制订或认可并以强制力保证实施的,旨在调整人们在公共卫生活动中所形成的各种社会关系的行为规范体系。它通过对卫生权利(职权)和卫生义务(职责)的规定,确认、保护和发展有利于统治阶级的社会关系和社会秩序,实现统治阶级所期待的、促进经济社会可持续发展的法的价值取向。

从公共卫生法的定义可以看出,"公共卫生法"包括以下几个含义:

(1)内容:是由社会物质生活条件决定的。如何合理界定卫生权利(职权)、卫生义务(职责)及其界限,从法律意义上说是决定"公共卫生法"的核心因素,因为无论是公共卫生的内涵也好,其功能也罢,终究是围绕着"卫生法定权利义务"的分配这一中轴,取决于一定社会的物质生活条件。

(2)本质:上升为国家意志的统治阶级意志。

(3)形式:制订、认可、强制力保证实施,取得国家意志。

(4)目的(法的价值、取向):通过权利(权力)义务(职权、职责)的规定,使社会组织、公民在法定界限内行为,形成法制化的社会秩序,以实现统治阶级所期待的社会公共卫生关系。

(二)基本特征

公共卫生法的特征是指公共卫生法在法律规范体系中区别于其他法律部门的外在表现形式。公共卫生法既具有法律的一般属性,又有其自身的特点。

1.多种调整手段并存

公共卫生法规范调整社会关系的广泛性,决定了其调整手段的多样性。既要采用行政手段调整(如用强制措施控制传染病流行等),又要采用民事手段调整(如医患关系等),还要采用刑事调整(如在医疗卫生服务活动中严重的侵权行为)。据此,其调整手段是多元的。

2.同医学科学发展相辅相成

公共卫生法是法学与医学、卫生学、药物学等结合的产物。一方面,医学及其他相

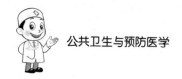

关学科的技术成果是公共卫生法的制订、修改、完善的依据,如器官移植、脑死亡、基因诊断与治疗、生殖技术等新技术的出现需要法律不断地加以规范;另一方面,医学的发展离不开法律的保护和导向。所以,公共卫生法与自然科学相互促进,互为依存的关系,是其他众多法律无法比拟的。

3. 具有较强的技术规范性

医药卫生工作是一项科学技术性很强的工作。在众多的公共卫生法律法规中,都包含大量操作规程、技术常规和卫生标准,它们通过国家认可而转化为公共卫生法律、法规。如《中华人民共和国药品管理法》第三十二条规定"药品必须符合国家药品标准,国务院药品监督管理部门颁布的《中华人民共和国药典》和药品标准为国家药品标准。"类似上述技术性规范和卫生标准的规定在各种公共卫生法律法规中屡见不鲜。这些广泛用于医疗卫生工作中的规定,既有技术性,通过认可又有法律规范性,构成了公共卫生法的重要内容。

4. 国家公共卫生监督管理特性

"公共卫生法"以法律的形式确立了国家公共卫生监督制度、公共卫生监督体制、公共卫生监督方式、公共卫生监督原则,尽管各国的实际情况有所不同,但都体现了国家行使并履行公共卫生管理权限及社会职能的法定要求。公共卫生法在我国是行政法的一部分,行政权力的行使体现的是国家卫生行政监管职能。为此,大多数的公共卫生法律法规中都规定了"国家卫生监督制度"(包括经常性和预防性卫生监督,如:"卫生许可""资质认证""申报"制度,传染病防治、突发公卫事件应急相关法规均规定了"报告""预案""预警""医疗救急""物资储备"等)。体现了国家对社会公共卫生事务的监管职能。

5. 社会共同性

公共卫生是全人类的共同事业,它上系国家、政府的公共卫生政策,下连以社区为中介的社会公共卫生活动。其目的是消除、控制疾病的社会危害因素,提高全民健康素质。公共卫生法的根本任务是预防和消灭疾病,保护人体健康。一些经 WHO 制订的国际社会公共卫生的共同规则具有国际共同性,WHO 成员国通过认可、承诺以双边条约等形式使国际法国内化,成为共同遵守的法律准则。因为疾病的流行不受地域、国界和人群的限制,涉及人类的共同利益,毫无疑问需要全人类的共同参与。因此,在全球积极探索解决人人享有卫生保健的今天,各国政府都重视把一些具有共性的卫生要求、卫生标准载入本国法律,使"公共卫生法"更趋同于"国际法"。

（三）基本原则

法的基本原则对于法律制度的设定（宏观）、法律规范的完善（微观）具有举足轻重的作用。公共卫生法的基本原则是指引公共卫生法制建设（立法、执法、司法、守法、法制监督）所必须遵循的基本准则。仅就公共卫生立法而言，对于确立公共卫生立法规划，实现法律时效、法的价值以及反映立法者的根本意图有着巨大作用，理应是构建我国公共卫生法律体系的重要组成部分。

公共卫生法的基本原则包括以下几方面内容：

1. 保护公民健康的原则

保护公民健康，促进经济社会可持续发展，是公共卫生立法的根本出发点和归宿。除宪法原则规定外，国家对公共卫生、疾病预防与控制、初级卫生保健、公共场所卫生、食品药品等都制订了法律、法规，设立了制度，使宪法规定的保护公民健康原则得到了具体体现。

2. 预防为主的原则

预防为主是公共卫生立法的又一原则。根据这一原则，国家先后制订有关预防接种、妇幼保健、传染病控制的预警、报告、预案、监测，突发公共卫生事件应急等相关法规、制度。

3. 中西医协调发展的原则

中医作为世界上独一无二的、体现中华民族特有传统的医学瑰宝，是对世界医学的一大贡献，它与西方医学并驾齐驱，是我国现代医学的重要组成部分。有效地利用好中医药资源，符合我国实际，对于有效保障公民健康至关重要。

三、法律体系与公共卫生法律体系

（一）我国法律体系概念

按照法学教科书和法理学家的观点，认为法律体系是指一国现行的全部法律规范按照不同的法律部门分类组合而形成的一个呈体系化的有机联系的整体。

1. 特征

（1）一个国家的全部现行法律构成的整体。

（2）由不同法律部门分类组合而形成的呈体系化的有机整体。

（3）其理想化要求是门类齐全、结构严密、内在协调。

（4）是客观法则和主观属性的有机统一。

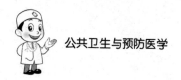

2. 法律体系与相邻概念的区别

（1）法律体系与法系：法系是根据法律的历史渊源和传统以及由此形成的不同存在样式和运行形式,而对现存的和历史上存在过的各种法律制度所做的分类。法系的概念更多地表达一种法律传统,它是跨越历史和国度的,法系是由不同国家、不同历史时期的法所组成。而法律体系只能由一国现存,即只能由一主权国家范围内的法构成。

（2）法律体系与法学体系：法学体系是指在一定法学世界观和法学理论指导下,由各个法学分支学科组织起来的整体法律科学的有机系统。它属于社会科学范畴,具有意识形态和思想文化属性。

（3）法律体系与法制体系：法制体系是指一个国家相互联系、相互协调的各种法律和制度所组成的有机整体,它包括法、立法、执法、司法、守法、和法律监督诸分支体系在内。可以说,法制体系是一个更大的系统,它和法律体系之间既有母系统和子系统的包含关系,又有动态和静态的阶段运行关系。

（二）法律体系的构成

按照法理学的认识,决定法律体系的核心因素在于以下几个方面：

1. 法律部门

划分部门法的标准主要是法律所调整的不同社会关系,即调整对象,其次是法律调整的方法。所谓"不同社会关系"实际上是指社会关系的不同领域。因为法律调整的对象是社会关系,即人们相互之间的关系,涉及经济、政治、文化、宗教、民族、家庭等各个领域。法律在调整社会关系时所采用的方法是划分部门法时所应考虑的补充要素,例如：就刑法调整的范围而言,它之所以成为一个独立的部门法,原因在于它是以刑罚（即刑事制裁）作为手段来实现法律调整社会关系的任务的,调整方法实际上是对违法行为制裁的形式。可以说,民法、行政法和刑法的区别之一,则在于它们分别是以民事制裁、行政制裁或刑事制裁的方式来保证民法、行政法以及刑法所要调整的社会关系的实现。

2. 法层次

所谓法层次是指不同法律部门间、不同法规位阶间（同一类别不同规范间）,按照效力以及内容的不同对法规范所做的划分。不同部门法、不同法规位阶是否配套、衔接、具有层次直接事关法律体系的构建。在某一独立的部门法之下,还存在第二层次甚至第三层次。如：宪法部门,所属的第二层次包括各级国家机关组织法、选举法、民族区域自治法、国籍法等;行政法部门包括卫生行政法、文教行政法、公交行政法等

（二层次），卫生行政法里面又包括疾病预防控制法、医疗保障法、健康促进法等（三层次）。

3. 其他因素

在划分部门法时，除上述论及的调整对象、调整方法外，还要考虑到不同社会关系领域的广泛程度和相应法规的多寡。法规的多寡、调整范围的广泛程度也是构成法部门必不可少的要素（例如卫生法关系领域，其范围极为广泛，数量也十分充足，从而具备了构成独立法部门的前提条件）。

总之，能否进入法体系并作为其重要的组成部分的根本因素在于社会是否需求。法作为经济基础的上层建筑，服务并反作用于经济社会。

（三）我国公共卫生法律体系

1. 对公共卫生法部门的探讨

根据上述对法律体系的分析，当前"公共卫生法"尚未形成一个独立的法部门。那么，对于公共卫生法律体系的构建而言，是否不具备独立的法部门就意味着公共卫生法律不存在自身体系？答案则是否定的。

部门法的存在与否不是制约公共卫生法律体系能否形成的决定因素。公共卫生法应该成为我国社会主义法律体系中一个新兴的独立的法律部门，其理由是：

（1）调整对象的需求：公共卫生法有专门的调整对象，即调整在保护人体生命健康的各种活动中形成的社会关系。公共卫生法的调整对象即社会关系具有广泛性、复杂性和多样性，这是公共卫生法成为一个独立的法律部门的主要因素。

（2）落实宪法生命健康权益保障基本原则的需要：对人体生命健康权益的保护，目前已经成为国际人权保护的一个重要方面。在我国，对公民生命健康权益的保护，也越来越为国家和社会以及公民个人所高度重视，对人体生命健康的保护已经成为我国政治、经济、文化活动的主要目的，我国一九五四年宪法第九十三条进一步规定："中华人民共和国劳动者在年老、疾病或丧失劳动能力的时候，有获得物质帮助的权利。国家举办社会保险、社会救济和群众卫生事业，并且扩大这些设施，以保证劳动者享受这种权利。"现行宪法第二十一条规定："国家发展医疗卫生事业，发展现代医药和我国传统医药，鼓励和支持农村集体经济组织、国家企业事业组织和街道组织举办各种医疗卫生设施，开展群众性的卫生活动，保护人民健康。"第四十五条规定："中华人民共和国公民在年老、疾病或者丧失劳动能力的情况下，有从国家和社会获得物质帮助的权利。国家发展为公民享受这些权利所需要的社会保险、社会救济和医疗卫生事业。"

（3）现有公共卫生法律法规数量条件：近年来，我国公共卫生方面的立法数量大幅度增加。1984年至今，全国人大及其常委会制定颁布了10部公共卫生法律；国务院制订了35件公共卫生行政法规；卫生部、食品与药品监督管理局等部门制订了400多件公共卫生部门规章；省、自治区、直辖市、省会所在地的市、经国务院批准较大的市以及经济特区所在地的市的各级人大及其常委会、政府制订了一系列有关公共卫生方面的地方性法规（自治条例、单行条例）、规章。公共卫生立法数量大、内涵宽、范围广，使其具备了成为一个独立的法部门的数量条件。

（4）公共卫生法调整方式的多样性因素：现代法理学认为法律的调整方式是划分法律部门的一个补充标准。但毕竟不是构成部门法的决定因素。尽管刑法、民法、行政法是建立在调整对象之原则基础上的单一的调整方式，也不能以点带面，不能据公共卫生法的多元化调整方式，而否定其成为一个独立的法的部门之属性。

2. 对公共卫生法律体系架构的内容

公共卫生法律体系（框架）主要包括：

（1）卫生基本法：是指调整不同主体（国家、政府、法人、公民）在预防、医疗、保健、康复、健康等活动领域所产生的不同社会关系的法律规范总和。该类别法律规范主要包括卫生活动的方针、政策、基本原则规范、国家、政府、社会组织、公民基本权利义务规范等。

（2）公共卫生服务法：是指调整不同主体间在公共卫生服务活动中所形成的不同社会关系的法律规范总和。该类别法律规范主要包括：各级公共卫生职能机构（卫生行政部门、食品药品监督局、疾病控制中心、公共卫生监督所、医疗保险急救机构、传染病防治检疫机构等）的组织工作规范。传染病防治、检疫规范，健康相关产品（食品、药品、化妆品、医用保健品、血液生物制品）规范，母婴保健规范，优生优育规范，环境、公共场所、学校、放射、劳动卫生规范等。

（3）医疗保障法：是指调整不同主体间在有关医疗保障活动中所产生的各种社会关系的法律规范总和。该类别法律规范主要有：医疗保险规范，医疗救济规范，医疗资源规范，医疗事故调处规范等。

（4）健康促进法：是指调整不同主体间在有关促进健康活动中所产生的各种社会关系的法律规范总和。该类别法律规范主要有初级卫生保健规范，特殊人群保护规范，养老保险规范，社会救助规范，禁止不良行为（吸烟、酗酒、吸毒、性乱等）规范，地方病、职业病、慢性病防治规范，生活饮用水、脑健康、精神心理卫生规范，健康教育规范，爱国卫生规范，公共物品（设施、疫苗等）的供给规范，公共卫生职业、学历教育规范等。

(5)公共卫生监督法:是指调整当事人之间在公共卫生监督执法管理活动中,由于处罚、复议、诉讼、赔偿等所形成的不同社会关系的法律规范总和。该类别法律规范主要有:卫生行政处罚、复议、诉讼、赔偿规范,卫生行政执法程序、文书、工作规范等。

(6)环境保护法:是指调整不同主体间在有关环境保护领域中所产生的各种社会关系的法律规范总和。该类别的法律规范主要有:海洋、大气、水土、矿产、渔业、牧业、林业资源法规范,环境污染、监测规范,废弃物的回收再生与利用规范等。

(7)公共卫生危机管理法:是指调整不同主体间在公共卫生危机管理活动中所形成的各种社会关系的法律规范总和。该类别的法律规范主要有:公共卫生突发事件的应急、预案、信息、疫情监测与控制、医疗救急规范,预防放射性物质扩散的规范等。

(8)国际公共卫生法:是指我国在与国际社会或其他国际卫生组织间的相互交往关系中,在有关公共卫生领域所接受的具有法律约束力的公共卫生习惯、条约、规则等法律规范的总和。该类别的法律规范主要有:我国参加承认并内化为国内法的公共卫生公约(条约)(如《国际卫生条例》《阿拉木图宣言》《2000年人人健康全球策略》《儿童生存、保护和发展世界宣言》《精神药物公约》等)。

该观点从法理学的角度对公共卫生法律体系的构建进行了较为系统地论述,并提出了自己的观点。此种分类方法显得过于细致,从法律规范所调整范围来看,有的法律规范性文件可以归入几个不同的类别。因此这种依据卫生法规范划分的类别显得界限模糊,易出现交叉重叠。

3.将公共卫生法纳入社会主义法律体系的必要性

(1)宏观上有助于我国社会主义法律体系的不断完善:公共卫生法是规范和调整与人体生命健康相关活动中所形成的各种社会关系而制订的规范性法律文件的总称。经过多年的努力,它不仅具有丰富的理论内涵,而且初步形成了自身的体系架构,成为国家法律体系中不可缺少的重要内容。从卫生事业发展和人民健康权益保障的实际出发,以及近年来公共卫生立法所取得的重大进展来看,将公共卫生法视为独立的部门法更符合我国法制建设的需要,也促使法律体系结构更加完整。应当看到,在加速依法治国、建设社会主义法治国家的进程中,我们不仅要巩固和充实一些传统的部门法的内容,而且对于适应社会主义发展需要而涌现的越来越多的法律部门,都应当本着有利于法治建设大局的需要,坚持大力倡导和鼓励的态度,这是现代社会规范体系在高度分化的同时趋向统一,并且出现高度综合趋势的客观反映,也是不同法律规范之间互相联系、互相渗透、互相作用的必然结果。也是社会发展,依法治国贯彻落实的

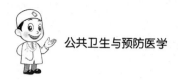

要求。将公共卫生法纳入我国卫生法律体系之中,使之成为不可或缺的一个有机组成部分,与其在国家事务管理中应有的法律地位和作用是相符合的。

(2)微观上,就卫生法律体系自身而言,相对独立的卫生法律部门之形成可以避免法律与政策间的某些缺陷。制订卫生基本法可以:

① 避免政策的相对不稳定性、领导决策的随意性以及由于对政策理解的不一致而导致监督执法上的偏差。因为法律具有国家意志性、规范性、强制性及稳定性。这是政策所替代不了的。

② 为卫生法律、法规、规章的制订提供基本原则、依据,以实现卫生法制的统一,最大限度减小法律间、法规间、规章间以及它们相互间的交叉、重复甚至抵触,确保法制尊严,保障法律实效。

③ 减少立法的盲目性、增强系统性、规范性及可操作性。

(3)有利于卫生法学理论的繁荣与发展:我国卫生法学研究的进程与卫生法律体系的建立始终紧密联系在一起。面对当前卫生基本法缺如的现状,十届全国人大教育科学卫生文化委员会委员、中国法学会副会长李宏规表示,当前中国公共卫生体系存在三大突出问题,健全卫生立法应对公共健康危机已成当务之急,一部综合的《卫生法》亟待出台;二是要有一整套调整卫生领域各方面社会关系的专门法律;三是要有一系列调整卫生领域各方面不同层次社会关系的法律、法规和规章。

法学理论研究既要源于社会现实,又要服务于社会,同时也必须具有一定的前瞻性。历史与现实告诉我们,改变卫生法学理论研究严重滞后于卫生法制建设客观实际的窘状,已迫在眉睫。

四、我国公共卫生法律体系(框架)的构建

"公共卫生法律体系"是指由我国现有的不同类别的公共卫生法律规范按照一定的原则组成的(相互联系、相互制约)有机整体。我国公共卫生法律体系(框架)的构建包括以下几个方面:

(一)原则

根据法理学的普遍观点以及对公共卫生法的认识,构建我国公共卫生法律体系应坚持以下基本原则:

1. 以宪法规定为依据的原则

我国《宪法》规定,任何法律、法规都不得与其相抵触,保障法制的统一。任何与宪法相抵触的法律、法规、规章均失去法律效力。公共卫生法律体系作为国家法律体

系的组成部分,必须遵循社会主义法制统一的原则,以宪法和法律为基本依据。只有这样,才能保证国家和卫生法律体系相衔接、相协调。

2.系统性原则

系统性原则是指公共卫生法律体系应囊括现行的卫生法规范全部内容,并在具体的规范中有所体现,不同类别的法律规范要相对均衡。

3.辩证的原则

辩证原则是指公共卫生法律体系(框架)自身应该是相对稳定不变的,然而从发展的观点看它又是可变的。要正确把握当前与长远,现实与需求,人与自然、人与社会可持续发展的辩证关系,以现行卫生法规为主,兼顾即将制订的卫生法规,亦即在做好宏观制度机制体系建设同时,做好微观自身体系(框架)结构性建设,为法律体系的完善留有余地。

4.统一性原则

在构建公共卫生法律体系的过程中,充分考虑公共卫生法律规范的特点、法律机制、作用以及法律调整方式的不同,按照公共卫生法律、法规、规章,形成有机联系的、具有不同效力等级层次的序列。

5.比例性、均衡性原则

一定社会中所存在的各种社会关系,是互为联系、相互交错的。尽管如此,我们也必须坚持公共卫生法律体系内部各类别的相对比例,同时也须结合考虑法律调整的社会关系的广泛程度及相应法规的数量,既不宜过宽,也不宜过细,而使各类别间保持相对平衡。

(二)基本方法

(1)明确公共卫生概念,框定公共卫生法律的合理范围。

本章节是根据世界卫生组织(WHO)对公共卫生的通用定义,从预防、监测和控制传染性和非传染性疾病;监测人群健康状况;健康促进;职业卫生;环境保护;公共卫生立法;公共卫生管理;特殊公共卫生服务;高危人群和脆弱人群卫生服务等方面,一言以蔽之,即预防、医疗、保健、康复、健康、人口与计划生育等诸方面来框定公共卫生法律范围的。

(2)以公共卫生法规范为基本单位,将公共卫生法律法规分为不同的类别。在不同类别公共卫生法规范中,又按公共卫生法律、公共卫生行政法规(公共卫生地方法规)、公共卫生部门规章(公共卫生地方规章)形成不同的效力等级系列,并将其溶入同质的公共卫生法规范中。

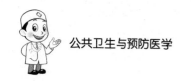
（3）除考虑上述（1）、（2）两个因素外，还要兼顾公共卫生法规范的特点、内容及功能（最大限度避免交叉），作为补充的方法。

事实上要想充分地、合理地搞清公共卫生法律体系内部各项法律、法规之间的界限是很难驾驭的，因此，必须对一些相关因素加以综合考虑。

①特点：调整的间接客体是国家、政府公共卫生政策、社会组织行为（个体行为）、社区组织有目的活动，直接客体是促进健康，延长寿命。调整对象为人群。

②内容：公共卫生服务、医疗保障、公共卫生执法监督、健康促进、突发公共卫生事件应急处理等。

③功能（公共卫生法的调整机制，参看前文公共卫生的功能）：健康监测和分析机制。对疾病暴发流行和突发公共卫生事件的调查处理机制，疾病预防和健康项目促进的建立管理及实施机制，公共卫生服务质量和效益的促进机制，公共卫生监督执法机制，全民（社区中）公共卫生意识提高机制，社会组织（在公共卫生领域）国家、政府部门、卫生行政部门间纵向、横向协调合机制，公共卫生专业队伍（疾病预防控制、执法监督、社区服务、医疗救治、社团组织等人员）考核、培训上岗、资格准入机制，公共卫生政策的法规化。

（三）我国公共卫生法律体系（框架）

结合前述，笔者认为我国公共卫生法律体系包括以下几个部分：

1. 公共卫生基本法

公共卫生基本法是指调整在公共卫生领域所产生的不同基本社会关系的法律规范总和。该类法律规范主要包括涉及公共卫生活动的基本原则、方针、政策问题；法定权利义务问题。

2. 疾病预防控制法

是指调整不同主体间在有关疾病预防控制活动中所产生的各种社会关系的法律规范总和。这类法规范包括传染病防治规范；国境卫生检疫规范；突发公共卫生事件应急、控制、救治规范等。如《中华人民共和国传染病防治法》《中华人民共和国传染病防治法实施办法》《传染性非典型肺炎防治管理办法》以及《中华人民共和国国境卫生检疫法》等一系列的法律规范性文件。

3. 医疗保障法

是指调整有关医疗保障活动中所产生的各种社会关系的法律规范总和。该类法律规范主要包括：医疗、保险、救济、资源以及医疗事故处理规范等。如《医疗事故处理条例》《放射事故管理规定》《职业病诊断与鉴定管理办法》等一系列的法律规范性文件。

4. 医政监督管理法

是指调整在医疗机构和卫生技术人员管理活动中所产生的各种社会关系的法律规范的总和。该类别法律规范主要有:国家对医师执业、护士执业、医疗机构执业和有关医疗活动监督管理规范;医学科技新技术在临床应用的监督管理规范等。如《中华人民共和国执业医师法》《医疗机构管理条例》《护士管理办法》《处方管理办法》以及《医疗美容服务管理办法》等一系列法律规范性文件。

5. 公共卫生监督法

是指调整当事人之间在公共卫生监督管理活动中所形成的不同社会关系的法律规范总和。该类法律规范主要有:国家对公共场所、学校、环境、食品、职业场所等所实行的卫生标准和监督管理规范等。如《公共场所卫生管理条例》《化妆品卫生监督条例》《学校卫生工作条例》《中华人民共和国食品卫生法》《食盐加碘消除碘缺乏危害管理条例》《中华人民职业病防治法》《职业健康监护管理办法》《国家职业卫生标准管理办法》《女职工劳动保护规定》等一系列法律规范性文件。

6. 健康促进法

是指调整有关促进健康活动中所产生的各种社会关系的法律规范总和。该类法律规范主要包括:初级卫生保健规范,特殊人群保护规范,人口与生殖健康保护规范,公益事业、养老保险、社会救助规范,健康教育规范,爱国卫生规范等。如《中华人民共和国母婴保健法》《中华人民共和国人口与计划生育法》《中华人民共和国红十字会法》以及《中华人民共和国母婴保健法实施办法》《中华人民共和国红十字标志使用办法》《人类精子库管理办法》等一系列法律规范性文件。

7. 健康相关产品法

是指调整不同主体在对药品、血液制品、医疗器械等与人体健康相关产品的监督管理活动中,为保证其产品质量、公民身体健康所产生的各种社会关系的法律规范总和。该类法律规范主要包括:国家对药品、生活饮用水、生物制品、血液制品等产品及其包装等实行的卫生标准和对生产经营活动的监督管理规范;国家对专用于医疗的产品如医疗器械、消毒用品、医用生物材料等实行的卫生标准和对生产经营活动的监督管理规范;对与人体生命健康相关产品的广告宣传的管理规范等。如《中华人民共和国药品管理法》《药品行政保护条例》《放射性药品管理办法》《麻醉药品管理办法》《医疗用毒性药品管理办法》《中华人民共和国献血法》以及《血液制品管理条例》《医疗器械监督管理条例》等一系列法律规范性文件。

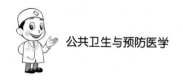

8.传统医药学保护法

是指调整不同主体在继承和弘扬传统医学,保持和发扬中医药特色和优势活动过程中所形成的各种社会关系的法律规范总和。该类法律规范主要包括:国家对中医药等民族传统医药的特殊保护规范,对中医医疗机构和中医从业人员管理规范等。如《中医药条例》《中药品种保护条例》《卫生知识产权保护管理规定》《新药保护和技术转让的规定》等一系列法律规范性文件。

9.国际公共卫生法

是指我国在与国际社会或其他国际卫生组织间的相互交往关系中,在有关公共卫生领域所接受的具有法律约束力的公共卫生习惯、条约、规则等法律规范的总和。

第三节 疾病预防控制体系

一、总则

第一条 为加强疾病预防控制体系建设,提高疾病预防控制和突发公共卫生事件应急处置能力,保障人民身体健康和生命安全,促进社会稳定与经济发展,特制订本规定。

第二条 疾病预防控制体系建设的重点是:加强国家、省、设区的市、县级疾病预防控制机构和基层预防保健组织建设,强化医疗卫生机构疾病预防控制的责任;建立功能完善、反应迅速、运转协调的突发公共卫生事件应急机制;健全覆盖城乡、灵敏高效、快速畅通的疫情信息网络;改善疾病预防控制机构基础设施和实验室设备条件;加强疾病预防控制专业队伍建设,提高流行病学调查、现场处置和实验室检测检验能力。

第三条 疾病预防控制体系建设,遵循"统筹规划、整合资源,明确职责、提高效能,城乡兼顾、健全体系"的原则,坚持基础设施建设与完善运行管理机制相结合,加强疾病预防控制机构和队伍建设,建立稳定的经费保障体系,保证疾病预防控制工作落实。

第四条 卫生部会同有关部门负责全国疾病预防控制体系建设的规划与指导,负责国家疾病预防控制机构的管理,指导各级疾病预防控制机构的建设工作。

县级以上地方人民政府卫生行政部门负责辖区疾病预防控制体系建设的规划指导,管理疾病预防控制机构,提高疾病预防控制和突发公共卫生事件应急处置能力。

发挥辖区内各级各类医疗机构的作用,提高辖区疾病预防控制的综合能力。

第五条 疾病预防控制机构在同级卫生行政部门的领导下开展职能范围内的疾病预防控制工作,承担上级卫生行政部门和上级疾病预防控制机构下达的各项工作任务。

第六条 各级各类医疗机构应当按照有关法律法规及有关规定,承担相应的疾病预防控制工作。

第七条 城乡基层预防保健组织接受所在辖区疾病预防控制机构的指导,具体落实疾病预防控制任务。

第八条 国家组织开展疾病预防控制应用研究和技术创新工作,鼓励、支持开展疾病预防控制有关科学技术的国际交流与合作。

二、疾病预防控制机构设置与职责

第九条 疾病预防控制机构分为国家级、省级、设区的市级和县级四级。

第十条 各级疾病预防控制机构应当根据疾病预防控制专业特点与功能定位,以及本地区疾病预防控制的具体实际,明确职责和任务,合理设置内设机构。

疾病预防控制机构必须健全机制,规范管理,认真履行自身的职责,在各自的职责范围内开展疾病预防控制工作。

第十一条 疾病预防控制机构的职能是:疾病预防与控制、突发公共卫生事件应急处置、疫情报告及健康相关因素信息管理、健康危害因素监测与干预、实验室检测分析与评价、健康教育与健康促进、技术管理与应用研究指导。

第十二条 国家级疾病预防控制机构主要职责为:

(1)实施全国重大疾病预防控制工作规划,开展质量检查和效果评估;组织实施全国性重大疾病监测、预测、调查、处理,研究全国重大疾病与公共卫生问题发生发展规律和预防控制策略。

(2)建立突发公共卫生事件监测与预警机制,指导和参与地方传染病疫情和重大突发公共卫生事件调查处理,参加特大突发公共卫生事件的处理工作。

(3)开展免疫规划策略研究和实施效果评价,对预防性生物制品应用提供技术指导。

(4)建立质量控制体系,促进全国公共卫生检验工作规范化;负责国家疾病预防控制实验室网络技术管理和菌毒种保存管理。

(5)建立国家级疾病预防控制信息网络平台,管理全国疫情、突发公共卫生事件

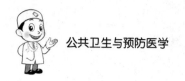

和健康危害因素等相关公共卫生信息网络。

（6）建立食品卫生安全、职业卫生、放射卫生和环境卫生等公共卫生危险性评价、监测和预警体系，研究和推广安全性评价新技术、新方法。

（7）组织实施国家健康教育与健康促进项目。

（8）承担卫生行政部门委托的与卫生监督执法相关的检验检测及技术仲裁工作，负责指导全国职业病诊断鉴定工作。

（9）负责疾病预防控制高级专业技术人员技术培训和省级疾病预防控制机构业务考核；为各级疾病预防控制机构指导医疗机构开展传染病防治工作提供规范性指导。

（10）开展疾病预防控制应用性科学研究，开发和推广先进技术；拟订国家公共卫生相关标准。

第十三条　省级疾病预防控制机构主要职责为：

（1）完成国家下达的重大疾病预防控制的指令性任务，实施本省疾病预防控制规划、方案，对重大疾病流行趋势进行监测与预测预警；实施辖区免疫规划方案与计划，负责预防性生物制品使用管理；开展疫苗使用效果评价，参与重大免疫接种异常反应及事故处置。

（2）组建应急处理队伍，指导和开展重大突发公共卫生事件调查与处置。

（3）开展病原微生物检验检测及毒物与污染物的检验鉴定和毒理学检验，负责辖区内疾病预防控制实验室质量控制。

（4）建设省级网络信息平台，管理全省疫情及相关公共卫生信息网络。

（5）组织开展公共卫生健康危害因素监测，开展卫生学评价和干预；按照国家统一部署，组织开展食品卫生、职业卫生、放射卫生和环境卫生等领域危险性评价、监测和预警工作。

（6）承担卫生行政部门委托的与卫生监督执法相关的检验检测及技术仲裁工作，承担辖区内职业病诊断鉴定工作。

（7）指导全省健康教育与健康促进和社区卫生服务工作。

（8）开展对设区的市级、县级疾病预防控制机构的业务指导和人员培训；组织实施设区的市级、县级疾病预防控制机构业务考核；规范指导辖区内医疗卫生机构传染病防治工作。

（9）参与开展疾病预防控制应用性科学研究，推广先进技术；参与拟订国家公共卫生相关标准。

第十四条　设区的市级疾病预防控制机构主要职责为：

（1）完成国家、省下达的重大疾病预防控制的指令性任务,实施疾病预防控制规划、方案,组织开展本地疾病暴发调查处理和报告;负责辖区内预防性生物制品管理,组织、实施预防接种工作。

（2）调查突发公共卫生事件的危险因素,实施控制措施。

（3）开展常见病原微生物检验检测和常见毒物、污染物的检验鉴定。

（4）开展疾病监测和食品卫生、职业卫生、放射卫生和环境卫生等领域健康危害因素监测,管理辖区疫情及相关公共卫生信息。

（5）承担卫生行政部门委托的与卫生监督执法相关的检验检测任务。

（6）组织开展健康教育与健康促进。

（7）负责对下级疾病预防控制机构的业务指导、人员培训和业务考核;指导辖区内医疗卫生机构传染病防治工作。

第十五条　县级疾病预防控制机构主要职责为：

（1）完成上级下达的疾病预防控制任务,负责辖区内疾病预防控制具体工作的管理和落实;负责辖区内疫苗使用管理,组织实施免疫、消毒、控制病媒生物的危害。

（2）负责辖区内突发公共卫生事件的监测调查与信息收集、报告,落实具体控制措施。

（3）开展病原微生物常规检验和常见污染物的检验。

（4）承担卫生行政部门委托的与卫生监督执法相关的检验检测任务。

（5）指导辖区内医疗卫生机构、城市社区卫生组织和农村乡（镇）卫生院开展卫生防病工作,负责考核和评价,对从事疾病预防控制相关工作的人员进行培训。

（6）负责疫情和公共卫生健康危害因素监测、报告,指导乡、村和有关部门收集、报告疫情。

（7）开展卫生宣传教育与健康促进活动,普及卫生防病知识。

三、疾病预防控制机构与人员管理

第十六条　疾病预防控制机构实行以岗位责任制为中心的综合目标管理责任制和自查、抽查与考核相结合的定期考核制度。

第十七条　各级疾病预防控制机构必须严格执行国家关于实验室管理的有关规定,规范实验室建设,建立健全管理制度,确保实验室安全。

第十八条　疾病预防控制机构使用统一的专用标志,专用标志由卫生部制订。

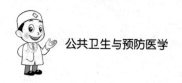

第十九条　各级疾病预防控制机构人员配置,按照编制部门核定的编制数执行。严格执行执业资格、岗位准入以及内部考核制度。改革人事管理制度,实行人员聘用制,逐步实行按需设岗,竞聘上岗,以岗定酬,合同管理。

第二十条　疾病预防控制工作人员要以维护人民身体健康为宗旨,热爱疾病预防控制事业,树立良好的职业道德,恪尽职守、遵纪守法、廉洁奉公、依法办事,不断提高业务技术水平,全心全意为人民服务。

第二十一条　各级疾病预防控制机构应配备能够熟练掌握疾病与健康危害因素监测、流行病学调查、疫情信息管理、消毒和控制病媒生物危害、实验室检验等相关技能的人员,在疫情暴发和突发公共卫生事件发生时,能有效开展现场流行病学调查和应急处置等相关工作。

加强现场流行病学调查和突发公共卫生事件应急处置能力建设,具备现场流行病学调查能力人员数量的比例在规定编制内为:国家级和省级20%～30%、设区的市级30%～40%、县级40%～50%。

第二十二条　加强队伍建设,调整优化疾病预防控制机构人员队伍结构,提高人员素质。疾病预防控制机构的主要领导应由专业人员担任。

第二十三条　建立健全疾病预防控制人员培训机制。加强对业务技术骨干和学科带头人的培养,保证业务技术人员按照规定参加培训。

四、保障措施

第二十四条　疾病预防控制机构向社会提供公共卫生服务所需经费,按照财政部、国家计委、卫生部《关于卫生事业补助政策的意见》(财社〔2000〕17号)和《关于农村卫生事业补助政策的若干意见》(财社〔2003〕14号)的规定,由同级政府预算和单位上缴的预算外资金统筹安排。

第二十五条　各级财政、计划等部门要按照疾病预防控制机构编制内人数和预算定额落实人员经费,保证其履行职责的必要经费,根据实际工作需要合理安排业务经费,保证突发公共卫生事件处理、重点疫情监测、重大疾病预防控制、计划免疫等项工作的合理需要。

第二十六条　中央和省级财政对困难地区疾病预防控制体系建设、涉及面广危害严重的重大传染病预防控制、地方病和职业病的预防控制、突发公共卫生事件应急处理、重大灾害防疫等项目给予适当补助。

第二十七条　在建立和完善疾病预防控制体系的同时,卫生部配合有关部门按照完善公共卫生财政经费保障体系的要求,在深入研究疾病预防控制机构经济运行机制的基础上,制订进一步完善疾病预防控制机构财政补助有关政策和办法。

五、城乡基层疾病预防控制网络

第二十八条 县级以上地方人民政府卫生行政部门要加强城乡基层预防保健网络的建设,合理安排城市社区、农村基层疾病预防控制经费和建设资金,保证开展疾病预防控制服务所需的基础设施和条件,保障城市社区、农村基层传染病预防工作的开展。

第二十九条 基层疾病预防控制工作可由政府举办的卫生机构提供,并按其服务数量与质量,予以合理经费补助;也可向符合条件的其他医疗机构或者乡村医生和个体开业医生按照服务的数量与质量购买,所需经费列入卫生经费预算。

第三十条 乡(镇)卫生院、城市社区卫生服务中心,在上级疾病预防控制机构的管理指导下,承担基层疾病预防控制工作,坚持预防为主、防治结合的方针,做好以下工作:

(1)实施预防接种工作。

(2)传染病疫情、疾病与公共卫生事件相关信息报告。

(3)指导有关单位和群众开展消毒、杀虫、灭鼠和环境卫生整治工作。

(4)开展健康教育,普及卫生防病知识。

(5)承担乡村(社区)疾病预防控制的具体工作。

(6)受县级卫生行政部门委托承担公共卫生管理职能。

第三十一条 乡(镇)卫生院、城市社区卫生服务中心设置的预防保健组织,实行人员聘用制度,按照服务人口、工作项目等因素核定预防保健人员。业务、机构建设与发展等经费列入县级财政预算,根据卫生行政部门疾病预防控制工作的任务与绩效考核结果给予补助。

第三十二条 充分发挥村级卫生人员在疾病预防控制工作中的作用,村卫生室承担卫生行政部门交办的预防保健任务,协助开展疾病预防控制工作。

第三十三条 乡村医生和个体开业医生承担预防保健任务的报酬,由县级卫生行政部门或者乡(镇)卫生院等机构根据其承担的工作任务和绩效考核结果给予补助。

第三十四条 提高基层疾病预防控制人员素质,建立健全继续教育制度,加强基层卫生技术人员业务知识和技能培训,鼓励有条件的乡村医生接受相关学历教育。非卫生技术人员要有计划地清退,对达不到执业标准的人员要逐步分流。

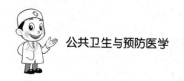

第三十五条　各级各类医疗机构应接受疾病预防控制机构的指导和考核,协助疾病预防控制人员开展流行病学调查和标本采集,依法承担职责范围内的传染病疫情和突发公共卫生事件报告、传染病隔离治疗、院内感染控制等疾病预防控制工作。

第三十六条　医疗机构承担疾病预防控制任务所需经费,由交办任务的卫生行政部门或者疾病预防控制机构按照工作任务数量和考核结果给予适当补偿。

六、附则

第三十七条　港口、机场、铁路等疾病预防控制机构的建设管理可依照本规定的相关要求执行。

第三十八条　本规定自发布之日起施行。

第四节　突发公共卫生事件应急体系

一、突发公共卫生事件应急指挥机构

在国务院统一领导下,卫生部负责组织、协调全国突发公共卫生事件应急处理工作,并根据突发公共卫生事件应急处理工作的实际需要,向国务院提出成立全国突发公共卫生事件应急指挥部的建议。

地方各级人民政府卫生行政部门,要在本级人民政府统一领导下,负责组织、协调本行政区域内突发公共卫生事件应急处理工作,并根据突发公共卫生事件应急处理工作的实际需要,向本级人民政府提出成立地方突发公共卫生事件应急指挥部的建议。

国务院和地方各级人民政府根据本级人民政府卫生行政部门的建议和实际工作需要,决定是否成立国和地方应急指挥部。

地方各级人民政府及有关部门和单位要按照属地管理的原则,切实做好本行政区域内突发公共卫生事件应急处理工作。

二、突发公共卫生事件应急指挥部的组成和职责

国务院负责对特别重大突发公共卫生事件的统一领导、统一指挥,作出处理突发公共卫生事件的重大决策。特别重大突发公共卫生事件应急指挥部成员单位根据突发公共卫生事件的性质和应急处理的需要确定,主要有卫生部(全国爱卫会)、中宣部、新闻办、外交部、发展改革委、教育部、科技部、公安部、民政部、财政部、劳动保障

部、铁道部、交通部、信息产业部、农业部、商务部、质检总局、环保总局、民航总局、林业局、食品药品监管局、旅游局、红十字会总会、全国总工会、总后卫生部、武警总部等。

省级突发公共卫生事件应急指挥部由省级人民政府有关部门组成，实行属地管理的原则，省级人民政府统一负责对本行政区域内突发公共卫生事件应急处理的协调和指挥，作出处理本行政区域内突发公共卫生事件的决策，决定要采取的措施。

卫生部门（全国爱卫会）负责组织制订突发公共卫生事件防治技术方案；统一组织实施应急医疗救治工作和各项预防控制措施，并进行检查、督导；根据预防控制工作需要，依法提出隔离、封锁有关地区，将有关疾病列入法定管理传染病等建议；制订突发公共卫生事件信息发布标准，授权对外及时发布突发公共卫生事件信息；负责组织全社会开展爱国卫生运动。

三、其他突发公共事件应急工作的主要负责部门

国务院有关部门依据有关法律、行政法规和各自的职责，负责相关类别突发公共事件的应急管理工作。地方各级人民政府是本行政区域突发公共事件应急管理工作的行政领导机构，负责本行政区域各类突发公共事件的应对工作。各级人民政府或突发公共事件应急指挥机构统一领导、指挥各类突发公共事件的应急处置，根据行政管理职能的不同，各类突发公共事件的应急处置均有主要的负责部门。例如：核和放射事故由环境保护行政部门负责，主要参与部门包括卫生行政部门、公安部门等；职业危害事故由安全生产监督管理部门负责；地震由地震局负责；重大铁路交通事故、水路和公路交通事故，分别由铁道部门和交通部门负责；动物疫病由农业部门负责；恐怖事件由公安部门负责。

四、其他突发公共事件医疗卫生救援应急组织机构

各级卫生行政部门要在同级人民政府或突发公共事件应急指挥机构的统一领导、指挥下，与有关部门密切配合、协调一致，共同应对突发公共事件，做好突发公共事件的应急医疗卫生救援工作。

医疗卫生救援应急组织机构包括：各级卫生行政部门成立的医疗卫生救援领导小组、专组和医疗卫生救援机构【指各级各类医疗卫生机构，包括医疗急救中心（站）、综合医院、专科医院、化学中毒和核辐射事故专业医疗救治机构、疾病预防控制机构和卫生监督机构】、现场医疗卫生救援指挥部。

五、卫生行政部门在卫生应急工作中的职责

（1）组织医疗机构、疾病预防控制机构和卫生监督机构开展突发公共卫生事件的

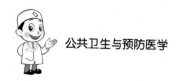

调查与处理和其他突发公共事件的应急医疗卫生救援工作。

（2）组突发公共卫生事件专咨询委员会对突发公共卫生事件进行评估，提出启动突发公共卫生事件应急处理的级别。

（3）应急控制措施。根据需要组织开展应急疫苗接种、预防服药。

（4）督导检查。国务院卫生行政部门组织对全国或重点地区的突发公共卫生事件应急处理工作进行督导和检查。省、市（地）级，以及县级卫生行政部门负责对本行政区域内的应急处理工作进行督察和指导。

（5）发布信息与通报国务院卫生行政部门或经授权的省、自治区、直辖市人民政府卫生行政部门及时向社会发布突发公共卫生事件的信息或公告。国务院卫生行政部门及时向国务院各有关部门和各省、自治区、直辖市卫生行政部门以及军队有关部门通报突发公共卫生事件情况。对涉及跨境的疫情线索，由国务院卫生行政部门向有关国和地区通报情况。

（6）制订技术标准和规国务院卫生行政部门对新发现的传染病、不明原因的群体性疾病、重大中毒事件，组织力量制订技术标准和规，及时组织全国培训。地方各级卫生行政部门开展相应的培训工作。

（7）普及卫生知识针对事件性质，有针对性地开展卫生知识宣教，提高公众健康意识和自我防护能力，消除公众心理障碍，开展心理危机干预工作。

（8）进行事件评估组织专对突发公共卫生事件的处理情况进行综合评估，包括事件概况、现场调查处理概况、病人救治情况、所采取的措施、效果评价等。

卫生应急日常管理机构：

国务院卫生行政部门设立卫生应急办公室（突发公共卫生事件应急指挥中心），负责全国突发公共卫生事件应急处理的日常管理工作。

各省、自治区、直辖市人民政府卫生行政部门及军队、武警系统要参照国务院卫生行政部门突发公共卫生事件日常管理机构的设置及职责，结合各自实际情况，指定突发公共卫生事件的日常管理机构，负责本行政区域或本系统内突发公共卫生事件应急的协调、管理工作。

各市（地）级、县级卫生行政部门要指定机构负责本行政区域内突发公共卫生事件应急的日常管理工作。

六、卫生应急日常管理机构的主要职能

（1）依法组织协调有关突发公共卫生事件应急处理工作。

（2）负责突发公共卫生事件应急处理相关法律法规的起草、修订和实施工作。

（3）按照同级政府的要求,组织拟订有关突发公共卫生事件应急处理的方针、政策和措施。

（4）组织制/修订重大传染病疫情、群体性不明原因疾病、重大食物和职业中毒以及其他严重影响公众健康的突发公共卫生事件的应急预案,报同级政府批准,并按照规定向社会公布。

（5）组织和指导突发公共卫生事件应急预案的培训和实施。

（6）建立并完善突发公共卫生事件监测和预警系统,组织指导各级各类医疗卫生机构开展突发公共卫生事件的监测,并及时分析,作出预警。

（7）组织公共卫生和医疗救助专业人员进行有关突发公共卫生事件应急知识和处理技术的培训,组织和指导医疗机构、疾病预防控制机构和卫生监督机构开展突发公共卫生事件应急演练。

（8）提出卫生应急物资储备目录,与有关部门协调建立卫生应急物资储备的管理制度。

（9）承办救灾、反恐、中毒、放射事故等重大安全事件中涉及公共卫生题的组织协调工作,组织开展突发重大人员伤亡事件的紧急医疗救护工作。

不同层级的卫生应急日常管理机构,根据其承担的任务,卫生应急的职能有所不同。

七、突发公共卫生事件专咨询委员会的主要职能

专咨询委员会由临床医学、预防医学、卫生管理、卫生经济、城市灾害管理、社会学、法学等相关领域的专组成,其主要职能是:

（1）对突发公共卫生事件应急准备提出咨询建议。

（2）对突发公共卫生事件相应的级别以及采取的重要措施提出咨询建议。

（3）对突发公共卫生事件及其趋势进行评估和预测。

（4）对突发公共卫生事件应急反应的终止、后期评估提出咨询意见。

（5）参与制订、修订和评估突发公共卫生事件应急预案和技术方案。

（6）参与突发公共卫生事件应急处理专业技术人员的技术指导和培训。

（7）指导对社会公众开展突发公共卫生事件应急知识的教育和应急技能的培训。

（8）承担突发公共卫生事件应急指挥机构和日常管理机构交办的其他工作。

市（地）级和县级卫生行政部门可根据本行政区域内突发公共卫生事件应急工作

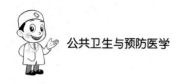

需要,组建突发公共卫生事件应急处理专咨询委员会。

八、应急处理专业技术机构的职能

各级各类医疗卫生机构是突发公共卫生事件应急处理的专业技术机构,要结合本单位职责开展专业技术人员处理突发公共卫生事件(以下简称突发事件)能力培训,提高快速应对能力和技术水平。发生突发事件后,医疗卫生机构要服从卫生行政部门的统一指挥和安排,开展应急处理工作。

(一)疾病预防控制机构

疾病预防控制机构是实施政府卫生防病职能的专业机构,是在政府卫生行政部门领导下,组织实施卫生防病工作的技术保障部门。在预防和处置突发事件中,依照法律法规的规定,主要负责突发事件报告,现场流行病学调查处理(包括对有关人员采取观察和隔离措施,采集病人和环境标本,环境和物品的卫生学处理等),开展病因现场快速检测和实验室检测,加强疾病和健康监测。履行公共卫生技术服务职责。

(1)突发事件信息报告:国、省、市(地)、县级疾病预防控制机构做好突发事件的信息收集、报告与分析工作。按照属地化管理原则,地方疾病预防控制机构负责对行政辖区内的突发事件进行监测、信息报告与管理;设置专门的举报、咨询热线电话,接受突发事件的报告、咨询和监督;健全和完善应急报告网络和制度。

(2)现场流行病学调查:疾病预防控制机构机构负责突发事件的现场流行病学调查。专业人员到达现场后,须尽快制订流行病学调查计划和方案,对突发事件的发生原因、受累人群的发病情况、分布特点进行调查分析,提出并实施有针对性的现场预防控制措施。

(3)现场和实验室检测:开展病因现场快速检测和实验室检测。按有关技术规采集适量的病人和环境标本,送实验室检测,查找致病原因。

(4)医学观察:各级疾病预防控制机构应当根据突发事件应急处理的需要,提出对重点受累人群采取医学观察等预防控制措施的意见或建议。

(5)公共卫生信息网建设与维护:按照突发事件监测和预警系统设置的要求,配置必需的设施和设备,建立和完善信息的报告、存储、分析、利用和反馈系统;确保日常监测和预警工作的正常运行。

(6)科研与国际交流:开展与突发事件相关的诊断试剂、疫苗、消毒方法、医疗卫生防护用品等方面的研究。开展国际合作,加快病源查寻和病因诊断。

(7)技术标准和规制订:协助卫生行政部门制订新发现的突发传染病、不明原因的群体性疾病、重大中毒事件的技术标准和规。

（8）参与起草制订重大传染病疫情、群体性不明原因疾病、重大食物和职业中毒以及其他严重影响公众健康的突发事件的应急预案。

（9）技术和业务培训：国疾病预防控制机构具体负责全国省级疾病预防控制机构突发事件应急处理专业技术人员的应急培训；各省级疾病预防控制机构负责县级及以上疾病预防控制机构专业技术人员的培训工作，同时对辖区内医院和下级疾病预防控制机构疫情报告和信息网络管弹工作进行技术指导。

（10）对重点涉外机构或单位发生的疫情，由省级以上疾病预防控制机构进行报告管理和检查指导。

（二）卫生监督机构

卫生监督机构是卫生行政部门执行公共卫生法律法规的机构，在预防和处置突发事件中，依照法律法规的规定，协助地方卫生行政部门对事件发生地区的食品卫生、环境卫生以及医疗卫生机构的疫情报告、医疗救治、传染病防治等进行卫生监督和执法稽查，履行公共卫生监督职责。

（1）依据《突发公共卫生事件应急条例》和有关法律法规，协助卫生行政部门调查处理突发事件应急工作中的违法行为。

（2）在卫生行政部门的领导下，开展对医疗机构、疾病预防控制机构突发事件应急处理各项措施落实情况的督导、检查。

（3）依照法律、行政法规的规定，做好公共卫生监督管理工作，防突发事件的发生。

（4）建立完善的卫生监督统计报告及其管理系统，归化地收集各级疾病预防控制机构、医疗机构和管理相对应的各类监督监测、卫生检测、疾病报告等原始资料，用现代化手段整理分析，形成反馈信息，为政府和卫生行政部门提供准确的信息。

（5）各级卫生监督机构应当结合辖区内的实际情况，制订相应的应急处理预案，并适时组织演练，不断补充完善。

（6）各级卫生监督机构根据所承担的任务，制订培训计划并组织实施，并大力推广有效控制危害的新方法和新技术。

（7）按照突发事件监测和预警系统设置的职责，配置和完善相应的设施、设备，确保日常监测和预警工作的正常运行。

（三）医疗救援机构

医疗救援机构主要负责病人的现场抢救、运送、诊断、治疗、医院内感染控制，检测

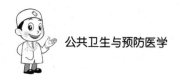

样本采集,配合进行病人的流行病学调查。

1.各级各类医疗机构

(1)承担责任围内突发事件和传染病疫情监测报告任务。建立突发事件和传染病疫情监测报告制度,指定专门的部门和人员,负责报告信息的收发、核对和登记,加强对监测报告工作的监督和管理。执行首诊负责制,突发事件发生时,按照规定时限,以最快通讯方式向事件发生地疾病预防控制机构进行报告;铁路、交通、民航、厂(场)矿和军队所属的医疗卫生机构发现突发事件和传染病疫情,应按属地管理原则向所在地疾病预防控制机构报告;配备必要的设备,保证突发事件网络直接报告的需要。

(2)对因突发事件致病的人员提供医疗救护和现场救援。开展病人接诊、收治和转运工作,实行重症和普通病人分别管理,对疑似病人及时排除或确诊。重大中毒事件,按照现场救援、病人转运、后续治疗相结合的原则进行。

(3)协助疾病预防控制机构人员开展标本的采集、流行病学调查工作。

(4)做好医院内现场控制、消毒隔离、个人防护、医疗垃圾和污水处理工作。消毒处理在传染病院内死亡的传染病人尸体,并负责立即送指定地点火化,防止院内交叉感染和污染。

(5)对群体性不明原因疾病和新发传染病做好病例分析与总结,积累诊断治疗的经验。

(6)开展科研与国际交流:开展与突发事件相关的诊断试剂、药品、防护用品等方面的研究;开展国际合作,加快病源查寻和病因诊断。

2.医疗救援中心(机构)

按照突发事件应急预案制订医疗救治方案;配备相应的医疗救治药物、技术、设备和人员,在突发事件发生后,服从统一指挥和调度,保证因突发事件致病、致伤人员的现场救治、及时转运和有效治疗。

3.中毒医学救援中心(机构)

在卫生行政部门的领导下,负责组织制订中毒预防、控制和救援预案,并制订相应的实施方案及有关工作计划。

汇集整理毒物毒性资料、解毒药品备置信息以及临床资料,建立中毒事故卫生救护与中毒控制的信息交流网络,为突发事件处置提供信息支持。

开展中毒事件的现场流行病学调查,组织鉴定毒物性质和危害程度,为救治和事故处理提供科学依据。

负责中毒事件的现场医学救援,制订医学救援方案。

组织专业人员培训和应急救援演练。

开展预评价和中毒预防知识的宣传普及等活动,探索在工厂预防职业中毒、社区预防生活性中毒等干预模式,减少中毒事件的发生。

4. 核和放射事件医学救援中心(机构)

负责组织制订核和放射事件医学应急救援方案;做好相应事件的医学应急救援准备和响应工作。

负责有关信息的收集、整理、分析、储存和交流,建立相关数据库。

指导和必要时参与核事故现场的放射性污染监测;参与放射事故受照人员的医学处理和长期医学观察。

开展核事故应急卫生防护与医疗救援方法、技术的研究;指导抗放射性药物的贮存与使用。

负责实施各级核和放射事件医学应急机构技术骨干培训和演习。

参加制订核事故时保护公众的剂量干预水平和导出干预水平导则,协助核设施所在地卫生行政部门实施核事故卫生防护措施。

5. 其他医疗卫生机构

社区卫生服务中心、乡镇卫生院、私营医院、诊所等其他医疗卫生机构,在突发事件应急处置中,应当协助开展社区内受累人员的登记、个案调查、医学观察、视和管理等工作。

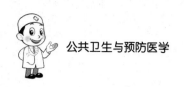

第四章　公共卫生问题

第一节　传染性疾病

传染病是由病原微生物(病毒、衣原体、支原体、立克次体、细菌、真菌、螺旋体等)及寄生虫感染人体所致的具有传染性的疾病。传染病属于感染性疾病,感染性疾病不一定都有传染性。由寄生虫(原虫或蠕虫等)感染引起的疾病称为寄生虫病。经性行为将病原体传给对方的传染病称为性传播疾病。传染病学是研究传染病在人体内发生、发展、传播和防治规律的科学。

传染病曾给人类造成很大灾难。在旧中国广大人民群众缺医少药,贫病交加,民不聊生,致使鼠疫、霍乱、天花等烈性传染病流行猖獗,伤寒、痢疾、白喉、血吸寄生虫病等广泛流行。新中国成立后,在"预防为主,防治结合"方针指引下,传染病防治工作取得了巨大的成就。我国与世界各国一样,消灭了天花,脊髓灰质炎、流行性乙型脑炎(简称乙脑)、麻疹、白喉、新生儿破伤风等发病率大幅度下降,病死率显著降低,其中脊髓灰质炎已接近消灭。

在我国虽然传染病不再是引起死亡的首要原因,但是病毒性肝炎、结核病、肾综合征出血热等发病率仍然较高。有些已被基本消灭或曾经被控制的传染病有可能再度发生或流行。从全球而言,不断出现新的危害严重的传染病,如艾滋病、埃博拉出血热等。因此,对传染病的防治研究仍需进一步加强。

一、传染病种类

(一)法定传染病

具有传染性的疾病种类较多,根据《中华人民共和国传染病防治法》规定传染病有 37 种,分为甲、乙、丙三类进行管理。甲类传染病有 2 种,包括霍乱、鼠疫。乙类 25 种:传染性非典型肺炎、艾滋病、病毒性肝炎、脊髓灰质炎、人感染高致病性禽流感、麻疹、流行性出血热、狂犬病、流行性乙型脑炎、登革热、炭疽、细菌性和阿米巴痢疾、肺结核、伤寒和副伤寒、流行性脑脊髓膜炎、百日咳、白喉、新生儿破伤风、猩红热、布鲁菌病、淋病、梅毒、钩端螺旋体病、血吸虫病、疟疾。丙类 10 种:流行性感冒、流行性腮腺炎、风疹、丝虫病、包虫病、麻风、急性出血性结膜炎、麻风、流行性和地方性斑疹伤寒、黑热病、包虫病、丝虫病,以及除霍乱、细菌性和阿米巴性痢疾、伤寒和副伤寒以外的感染性腹泻。

(二)性传播疾病

包括梅毒、淋病、软性下疳、性病性淋巴肉芽肿(也称腹股沟淋巴肉芽肿)、性病性肉芽肿(也称腹股沟肉芽肿)。近年发现,人类免疫缺陷病毒(HIV)、乙型肝炎病毒、白色念珠菌、支原体、人疥螨、阿米巴原虫等至少 30 多种病原体可经性行为传播引起疾病。

二、传染病流行形势

1996 年 WHO 宣布"处于全球感染性疾病(包括传染病)危机的边缘,没有一个国家可以幸免"。多种传染病死灰复燃,其中最严重者为结核病、霍乱、流行性脑脊髓膜炎及鼠疫等。新发现的艾滋病、埃博拉出血热、拉沙热、出血性大肠埃西菌 O157:H7 感染等逐年增多,其中艾滋病严重威胁人类健康。我国传染病种类多,有的病原感染率高,有的病情危重,有的慢性化突出。人体寄生虫 56 种,约 7 亿人受感染,总感染率达 60% 以上。病毒肝炎、结核病、肾综合征出血热、霍乱、鼠疫、麻疹、白喉及寄生虫病等是新世纪威胁我国的主要传染病。

(一)甲类传染病

1. 鼠疫

90 年代以来发病率明显增加,处于自然周期复发阶段。1980—1994 年 25 个国家报告人间鼠疫 18739 例,死亡 1852 例。其中 1990—1994 年占 45%,以非洲、亚洲、美洲发病最多。亚洲以越南、尼泊尔、缅甸、印度和蒙古等国为主。我国主要发生在西北

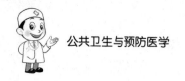

高原与云南等地。

2. 霍乱

1817~1923 年 6 次大流行,我国大小流行 100 余次。1905 年埃及西奈半岛首次分离出埃尔托霍乱弧菌,1937~1960 印尼发生 5 次副霍乱小流行,1961 年来蔓延至亚洲、非洲及欧洲。1992 年印度发现 O139 霍乱,1993 年 4~6 月波及泰国、巴基斯坦、尼泊尔、英格兰、美国、日本、德国和我国边境地区。近年我国新疆、海南、浙江、广东、湖南等地有 O139 型霍乱病例和小型暴发流行。病人和带菌者为传染源,消化道传播为主,生活接触与苍蝇也起重要作用。人群普遍易感,夏秋季发病为主。

(二)乙类传染病

1. 病毒性肝炎

病毒性肝炎遍及全球。本病是我国最常见的传染病。据 30 个省、直辖市、自治区的 45 个疾病监测点调查发现,甲型肝炎病毒(HAV)人群总感染率为 80.9%,乙型肝炎病毒(HBV)总感染率为 57.6%,乙型肝炎病毒表面抗原(HBsAg)阳性率为 9.8%,丙型肝炎病毒(HCV)总感染率为 3.2%,HBsAg 携带者中丁型肝炎病毒抗体(抗-HDV)检出率为 1.15%,戊型肝炎病毒抗体(抗-HEV)阳性率为 18.1%。此外,乙型肝炎和庚型肝炎病例也在逐年增加。由此可见,我国是甲型、乙型、丙型和戊型肝炎的高发区。特别是乙型肝炎流行广泛,每年新患急性乙型肝炎 120 万例,慢性病例达 1200 余万,每年死于肝病者 30 万人。育龄妇女 HBsAg 阳性率 7%,按围生期传播率 40% 计算,每年有 60 万新生儿成为 HBsAg 携带者,其中 1/5 可以发展成慢性肝炎。

2. 伤寒

世界各地均有伤寒病例报告,总发病率为 0.5%。以热带、亚热带为常见。发展中国家发病率高,东南亚每年约有 700 万人发病,有些地区死亡率达 12%。延误诊治和耐药伤寒杆菌感染是导致死亡率高的主要原因。我国城市伤寒多为散发,农村呈灶性分布,可出现小爆发流行。农村伤寒发病率高于城市。

3. 艾滋病

自 1981 年 6 月美国 CDC 首次报告洛杉矶 5 例艾滋病(AIDS)以来,全球人类免疫缺陷病毒(HIV)感染者不断增加,至 2003 年至少有 193 个国家和地区发现有 HIV-I 感染者。累计 HIV/AIDS 达 7000 万人,已有 2800 万人死于 AIDS,还存活的 HIV 感染者 4200 万。每年新增 HIV 感染者 600 万人、每天 1.4 万人、分钟 11 人。其中,妇女感染超过 40%,每年可使 60 万婴儿受感染。因丧母或丧双亲的 AIDS 孤儿 1320 万。流行最严重的是撒哈拉以南的非洲国家,乌干达、尼日利亚及肯尼亚等感染者均超过

100万。亚洲 HIV 感染率较欧美、非洲低得多,但呈上升趋势,感染者达 726 万人,其中印度已超过 450 万人。南亚和东南亚 HIV 流行日趋严重,其中泰国 HIV 感染者 80万。仅 2003 年亚太地区 HIV 感染者达 100 万,死亡 50 万人。北美和西欧 HIV 流行呈下降趋势,现有 HIV 感染者 200 万人,其中美国有 90 万。俄罗斯 HIV 感染者超过100 万人。据联合国艾滋病规划署估计,到 2010 年全球 HIV 感染者将超过 1 亿人。

我国艾滋病流行进入快速增长期,1995 年新感染报告例数是前十年的总和,至2002 年 12 月,累计报告感染者 40560 人;2003 年前 7 个月 AIDS 发病人数为 531 例,死亡 152 例,发病和死亡人数比上年分别增长 64.6% 及 50.49%。估计实际感染者累计超过 100 万人,其中 AIDS 有 20 万例,已死亡 12 万人。预计至 2010 年 HIV 感染者可能达到 1000 万人。流行区涉及 31 省、市、自治区,主要在农村,青壮年占 80% 以上。HIV 感染者最多的省份为云南、新疆、广西、四川、广东、北京、河北等。有艾滋病疫情暴发的"巨大危险"。高危人群为静脉药瘾者、卖淫嫖娼者、同性恋者、配偶一方 HIV感染者、多次接受输血或血制品者。

4. 淋病

世界广泛流行,以欧美和非洲各国为甚,美国 1983 年为 20000 例。我国发病率居高不下,1998 年为 229130 例,发病率为 23.97/10 万,比 1997 年增加 23.34%,占国内性传播疾病的第一位。每年新发病例 30 万以上。尤其有 50% ~ 80% 的感染者无明显症状而漏诊,长期排菌,使更多的人感染淋球菌。目前发病率仅次于细菌性痢疾和病毒性肝炎,居法定传染病的第三位。不同人群流行差异较大,患病率最高的是社会经济地位和教育水平低的独居青年(15 ~ 30 岁)。淋球菌感染与性生活混乱呈正相关系。也可经过污染的床上用品、毛巾、浴盆等间接感染。

5. 梅毒

本病呈世界性分布,其流行受社会环境、道德观念、年龄、性别、职业、文化程度及经济状况等因素的影响。近 100 年来,各国均在下降,美国 1957 年发病率降至 4/10万。但近 50 年来,发病率呈回升趋势,仅 1988 年就达 103437 例。我国 1990 ~ 1994年报告 5078 例,年平均发病率为 0.94/10 万,年平均增长率为 23.06%,呈高速增长趋势。预计到 2006 年淋病和梅毒的发病数将占甲、乙两类传染病的 50% 以上。初中以下文化程度患病者占 73.21%,职业分布高低依次为:个体者、农民、待业者、驾驶员、供销员和工人。新疆、陕西、甘肃等有持续多年的较高发病率,天津、厦门、福州等地近年呈直线上升趋势,桂林等旅游城市近年来发病率明显增高。

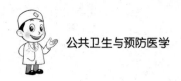

6. 流行性脑脊髓膜炎

本病世界散发流行。欧美发病率呈持续低水平状态,大约为 1/10 万。撒哈拉以南的非洲地区常年呈地方性流行,旱季发病率高,以青少年为主,严重时发病率可达 3 ~ 6/10 万。我国各地均有病例报告,发病与居住条件、健康状况及隐性感染机会等均有关系。主要为冬春季多发,3 ~ 4 月为发病高峰。3 ~ 5 年小流行,8 ~ 10 年大流行。传播途径主要为呼吸道。

7. 炭疽

在北美、西欧、大洋洲兽类及人类炭疽曾几乎消失,近年也有病例报告。南美洲、亚洲、非洲的发展中国家牧区呈地方性流行,每年发病 10 万 ~ 20 万例。近 30 年来因各国毛皮加工业高度集中,炭疽也暴发于一些城市,成为重要的职业病之一。传染源为牛、马、羊、骆驼等病畜。经接触、呼吸道、消化道等传播。

8. 禽流行性感冒

禽流行性感冒是家禽和野禽甲型流感病毒感染。一直在全球流行。强毒株 H5N1 亚型感染,可致大流行,造成大量禽类死亡和重大经济损失。人感染高致病性禽流感(简称人禽流感)自 2003 年以来,在荷兰、越南、泰国、柬埔寨、印尼等国家和地区相继报道近 300 例。我国 2005 年 11 月至 2007 年共 30 例,病死率 50%。密切接触病禽的人可感染发病。尚无人传染人证据,亦尚未发生人类的禽流感流行。

9. 传染性非典型肺炎

目前认为是由新型冠状病毒引起的传染性强、传播速度快、危害大的急性肺部炎症。早期临床表现与一般病毒性肺炎相似,突出表现为发热、咳嗽、呼吸加速、气促,肺部啰音或有肺实变体征之一。严重病例可出现呼吸困难、低氧血症、休克、ARDS 或多器官功能衰竭(MODS),被 WHO 命名为"严重急性呼吸系统综合征(SARS)"。本病从 2002 年 11 月起在我国局部地区发生流行,以近距离空气飞沫和密切接触传播为主,在家庭和医院有显著的聚集现象。传染性非典型肺炎与典型肺炎及已知的由肺炎支原体、肺炎衣原体、军团菌及常见的呼吸道病毒所致的非典型肺炎均不相同,目前尚无特效治疗药物。

(三)丙类传染病

1. 结核病

目前全球 20 亿人受结核杆菌感染,其中 5000 万人感染耐药结核杆菌。每年新发生结核 800 万例,其中 3% 与人免疫缺陷病毒(HIV)感染有关。现病患者 2000 多万例,其中 95% 发生在发展中国家。我国是 22 个结核病高发国家之一,居世界第二位,结核感染者约 5 亿人,肺结核患者 600 多万,其中有传染性者约 200 万。每年死于结核病者约 25 万人,是各类传染病死亡人数总和的 2 倍。不同省、市、自治区之间患病率相差 25 ~ 30 倍,内陆高于沿海省市,西北及西南的一些民族地区也较高,城市与乡村肺结核患病率比例为 1:2.4 ~ 1:2.8。

2. 血吸虫病

目前血吸虫病发病率有所增高,尚未控制血吸虫传播的 108 个县(市、区)集中分布在湖沼地区,动物宿主多,钉螺分布广,受环境因素影响大。长江中下游洪灾频发,退田还湖,移民建镇及大型水利工程建设等可使生态环境重大改变,可使流行区扩大,人、畜感染加剧。

(四)其他传染病

人感染猪链球菌病由猪链球菌引起的全身感染性人畜共患病。主要经伤口传染。1968 年丹麦首次报道本菌导致脑膜炎。全球早已 200 余例,主要在北欧和南亚。近年欧美亚洲多国有致人感染死亡的报道。我国将本病列为二类动物疫病。中华人民共和国成立以来疫情在广东、江苏等先后发生。2005 年 6 ~ 8 月四川省 204 例,死亡 38 例,愈 166 例。疫情特点:相对集中(资阳、内江、自贡、成都)于历史疫源地。1976—1982 年,资、内、自、成、绵等生猪发病率 0.1 ~ 0.4%.过去无疫情地市无病例;点状散发(12 地市)37 县市 14.55% 的乡镇,平均 1.6 例/乡镇,1 例/村;偏远经济条件差地区发病.动物疫情发生在散养户,养殖场地卫生差、圈舍欠通风、阴暗潮湿;疫点间无直接相关,私宰、加工病死猪感染。临床表现为败血症、感染性休克或衰竭(MOF)。预防措施包括:控制传染源、切断人与病患家畜高危接触;病患家畜应消毒、焚烧、深埋等处理;对病例家庭及发病前接触的畜圈、禽舍等消毒;不宰杀、加工、销售、食用病(死)家畜等。

猴痘(猴痘病毒所致)、疯牛病等,在一定条件下是否也可在人群中流行,尚难推测。

三、传染病防治面临的挑战

近 50 年来,我国传染病防治工作取得了巨大成就。就世界范围而言,新世纪主要面临下列挑战。

(一)病毒性疾病无特效药物

病毒性肝炎、艾滋病等病毒感染性传染病至今仍无疗效肯定的药物。尤其乙型肝炎,临床虽有上百种"保肝"药物,但并无疗效真正可靠的品种。艾滋病过去称为"不

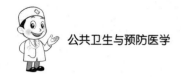

治之症",1996 年第 11 届国际艾滋病大会提出了高效抗反转录酶疗法,即将抗病毒药物 3 种或以上联合应用,可望控制病情发展,但治疗上的重大突破还可能至少需要5 ~ 10 年。

(二)性病流行的危险因素广泛存在

嫖娼、吸毒、性混乱等社会丑恶现象呈上升趋势,针对性的行为干预力度不够。性病医疗市场混乱,一些性病患者怕暴露身份,不到正规医院就诊,而到个体甚至江湖医生处就医,有些医疗单位把性病交给私人承包。他们打着国家医疗机构招牌,不报疫情,乱诊治,使许多性病患者得不到正规、有效治疗,长期不愈。这些均不利于疫情的控制,而且作为传染源造成性病蔓延。部分人道德观念改变,出现变态性行为等均增加了性传播的机会。目前发现至少有 30 多种病原体可经性行为传播疾病,为性病的管理增加了难度。

(三)传染病耐药菌增多

伤寒杆菌、痢疾杆菌、支原体、梅毒螺旋体等耐药株不断增加。据报道,副伤寒甲沙门菌所致肠炎增多;非伤寒沙门菌耐氨苄西林、氯霉素均达 50%,耐氨苄西林/舒巴坦、氧氟沙星达 30% 以上。患者点名开抗菌药物及普通家庭常备与自行用抗菌药物是造成耐药菌株增多的重要原因之一。β - 内酰胺类耐药菌、耐甲氧西林金黄色葡萄球菌(MRSA)、超广谱 β - 内酰胺类(ESBL)耐药菌等所致的感染,尤其是引起的医院感染治疗困难。

(四)有出现新传染病的可能性

近 30 年来发现 30 多种新的感染性疾病,其中艾滋病、丙型肝炎、O139 型霍乱、传染性非典型肺炎等均具有显著的传染性。随着人类居住环境变化、生态改变、工业化进程加快,流动人口增多,抗生素等药物的不合理使用,以及病原体的变异等,还有新的感染性疾病(包括传染病)出现的可能性。

(五)微生物战的威胁依然存在

微生物武器(细菌武器)是由微生物战剂(致病微生物及其毒素)和各种施放装置构成。用微生物武器达到军事目的的行动称微生物战(或称细菌战)。历史上因鼠疫、天花、斑疹伤寒等传染病流行导致军队减员,造成军事失利的情况不少见。1952 年初美军在朝鲜战场、1984 年两伊战争中等均使用过生物武器,1990 年初海湾战争虽然未使用生物武器,但以美国为首的多国部队和伊拉克均作了微生物战的充分准备。2001 年 9 月 11 日美国遭受恐怖袭击,其后 2 个月内其东部地区等连续发生 23 例炭疽

（其中皮肤型 12 例,吸入型 11 例）。研究认为此炭疽流行与生物恐怖有关,称为生物恐怖相关炭疽。目前世界军事大国仍在进行包括基因武器在内的微生物武器研制。在新世纪可能发生的局部战争中,仍有使用生物武器而导致传染病流行的可能性。

四、传染病防治对策

预防与控制传染病关系民族兴衰和国家发展战略。面临新世纪传染病流行的严峻形势和防治工作的挑战,应在加强疫情监测、研制新疫苗和新药物、提高诊治水平、合理应用药物、加强基础研究、维持生态平衡等综合防治的基础上,积极采取下列对策。

(一)普及传染病防治知识

采用多种形式广泛宣传,使广大群众掌握各种传染病,尤其是感染率高、流行面广、发病人数多、危害大的传染病防治的方法与措施。这对于提高群众健康水平、增强国民素质都具有十分重要的意义。近年来,随着乙型肝炎预防知识的逐步普及,不少人主动进行体格检查,未感染乙型肝炎病毒(HBV)者积极注射乙型肝炎疫苗。注射该疫苗后,HBsAg 携带率可由 10% 下降至 0.5%。当前尤其要广泛宣传"中国预防和控制艾滋病中长期规划""中国遏制和防治艾滋病行动计划"及性病防治知识,要求高校与中专新生入学教育时,艾滋病、性病预防教育率达 100%。努力实现全民教育,以便人人为控制和消灭艾滋病、性病贡献力量。

(二)加强传染源管理

对传染病进行分类管理。除早发现、早诊断与早治疗外,应及时报告疫情。城市发现甲型传染病应在 6 小时以内、乙类传染病在 12 小时内向当地疾病控制中心报告,农村发现甲类传染病应在 12 小时内、乙类传染病在 24 小时内向当地县疾病控制中心报告。对病原携带者,应进行管理与教育,必要时给予治疗,尽可能消除传染源。对于霍乱、传染性非典型肺炎等某些烈性传染病接触者,应进行医学观察,必要时进行隔离。对病原体感染的动物应加强管理,必要时宰杀后消毒处理。对经济价值高的家畜可给予治疗。烈性传染病疫区应进行检疫。酌情进行国境卫生检疫,入境人员须持预防接种证,来自疫区的船舶、飞机、旅客、行李应按国家卫生检疫规定处理。

(三)切断传播途径

大力开展卫生宣传与群众性卫生运动,清除四害(老鼠、臭虫、苍蝇、蚊子),搞好水源管理、饮食管理与粪便管理,搞好环境卫生和个人卫生。消毒是切断传播途径的重要手段,要坚持搞好疫源地消毒与预防性消毒工作。禁毒、扫黄,取缔娼妓,严禁性

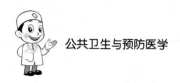

混乱。严格检查血液及血制品,推广使用一次性注射器。严格消毒患者用过的物品及医疗器械,杜绝医源性感染。

（四）保护易感人群

锻炼身体,改善营养,提高非特异性免疫能力。有计划地进行预防接种,提高人群的特异性免疫力。主动免疫如注射甲肝疫苗、乙肝疫苗、麻疹疫苗等,被动免疫如注射狂犬血清、破伤风抗毒素、乙型肝炎高价免疫球蛋白等,均有肯定的预防作用。对某些传染病经过加强个人防护和药物预防也有较好作用。如在流行性脑脊髓膜炎等疾病流行季节(尤其是学校、军队等单位有病例者),人群服用磺胺等药物有明显的预防效果。

第二节　慢性非传染性疾病

一、概述

美国疾病预防与控制中心对慢性非传染性疾病的定义为进行性的、不能自然痊愈及很少能够完全治愈的疾病,慢性非传染性疾病一般简称为慢性病,这是一个广义的定义。CDC 全国慢性病预防和健康促进中心关注的慢性非传染性疾病为在广义定义的基础上,可以预防的并造成显著的发病、死亡和费用负担的疾病。包括的病种有心血管疾病、肿瘤、糖尿病、慢性阻塞性肺疾病、关节炎、癫痫、口腔疾病、骨质疏松症、遗传性血色素沉着症、Alzheimer 病和铁超负荷。2001 年我国第二次慢性非传染性疾病防治学术会议征文包括的病种有心血管疾病、脑血管疾病、恶性肿瘤、糖尿病、慢性阻塞性肺疾病、骨质疏松症和老年痴呆等。归纳起来,慢性病一般指不是由微生物引起的一类疾病。其病因复杂,大多数病因不明,这些疾病的自然病程较长,即从接触致病因子引起疾病的发生、发展和出现结局的过程长,造成的疾病负担大,但若采取有效的干预措施(预防和治疗)可以预防和控制。

随着社会经济的发展,生活方式的改变,城市化的进展及危险因素暴露水平的增加,我国慢性非传染性疾病的发病形势严峻。以糖尿病为例,1979 年的患病率为1.01%,1994 年达到 2.50%,1995—1999 年全国的调查显示糖尿病的患病率已达到3.62%,40 岁以上人群患病率高达 6.28%。同时高血压、冠心病、恶性肿瘤、慢性阻塞性肺疾病的患病率也处于上升趋势。WHO 预测 2020 年慢性非传染性疾病占我国死亡原因的比例将由目前的58%上升到79%,慢性病已成为严重威胁人民健康的重要公共卫生问题。目前针对慢性病的人群干预研究说明了慢性病的预防效果良好,美国通过生活方式(如戒烟、控制高血压、增加体力活动和营养状况)的干预,心血管疾病尤其是冠心病的发病率显著下降。我国天津市慢性病干预的卫生经济学分析显示,干预的前两年投入大于收益,第三年开始收益大于投入,第四年成本效益为1:4.98,干预期间的综合成本效益为1:2.48。目前我国慢性非传染性疾病的人群干预研究工作基础薄弱,对慢性病的干预理论和方法不熟悉,缺乏基于人群(社区)的慢性病预防和控制的干预计划,为了降低慢性病的发病率,急需在人群(社区)中广泛开展慢性病的现场调查研究和干预工作。

二、现场调查研究及干预方法

关于慢性病的现场调查研究的理论和方法很多,这里介绍美国 CDC 提出的社区健康规划策略(PATCH)的理论与方法,用于指导我国开展慢性非传染性疾病的现场调查研究及干预工作。PATCH 是 80 年代中期美国 CDC 与地方卫生机构及社区团体合作过程中发展起来的社区健康计划模式,是许多社区用来设计、实施、管理及评价健康促进和疾病预防计划的过程。该过程帮助社区建立健康促进小组,收集和利用当地的资料,选择优先考虑的健康问题,设计和评价干预措施。PATCH 的目标是提高社区设计、实施和评价基于社区的综合的健康促进计划的能力。PATCH 的基本思想符合流行病学现场调查研究的基本原理与方法,即从描述性研究开始,到分析性研究,干预研究及评价干预的效果。其宗旨与 WHO 提出的"人人享有健康"和渥太华宪章的健康促进是相同的,具有良好的实用性,十分适用于在社区中开展疾病的预防控制规划,因此许多社区及一些国家应用 PATCH 来确定健康问题包括心血管疾病、HIV、伤害及少女怀孕问题。

是否能够成功地实施 PATCH,取决于以下这些因素:

(1)社区成员的参与。

(2)指导计划发展的资料。

(3)参与者制订一套综合的健康促进策略。

(4)评价重要反馈信息并改进计划。

(5)社区健康促进能力得到提高。

PATCH 过程共有五期组成,即第 I 期,社区动员,第 II 期,资料的收集和归纳整理,第 III 期,确定优先考虑的健康问题,第 IV 期,制订综合的干预计划和第 V 期,

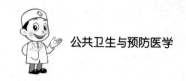

PATCH 效果的评价。

（一）社区动员

该期为 PATCH 过程的起始阶段并贯穿整个过程,包括确定社区及获得社区居民的委托与支持,也包括成立组织机构使社区居民积极参与 PATCH 并顺利实施。在第一期中需要与社区成员一起完成以下工作:确定并描述社区、获得社区内外关键的机构及个人的委托,确定并协调社区资源,经常地多渠道地与社区进行联系、在社区内外形成资源与支持的伙伴关系,建立有效管理 PATCH 所必需的机构和程序。

1. 确定社区范围

一个社区可以按照地理界限,行政区域或人口统计特征确定。按地理界限确定的社区可以使资料收集方便,但按行政区域确定的社区将有助于应用政府的行政资源。PATCH 社区可以是邻里间、一个镇、一个城市、一个县或一个区,不管如何划分社区,居民必须有共同的公共卫生需求,社区内的资源能有效地响应这些需求,为了保证能够利用这些社区资源,社区单位要比将来干预的高危人群的范围大一些。在该期中需要了解社区基本数据。包括社区的名称、行政机构、联系人电话、社区类型(城市、郊区、农村等)、地理范围、总人口数、年龄、性别人口、经济收入、婚姻状况、种族和受教育水平等。

2. 获得社区的支持

在不同的社区中启动 PATCH 的方式不同,有的社区居民关心健康问题而寻求公共卫生部门帮助而实施 PATCH,有的是由地方卫生部门、社区医院、大学、社区领袖等发起的。不管是谁在社区中发起了 PATCH,都要获得社区内外的广泛支持,从而保障PATCH 的顺利实施。

这些支持包括以下几个方面:

(1)一个领导机构或社区组发起 PATCH。

(2)一个项目协调人帮助实施 PATCH。

(3)三个或更多的机构提供支持和资源。

(4)关键社区领袖、项目的支持者和行政官员的支持。

(5)成员有广泛代表性的社区组和指导委员会。

(6)在社区内外建立合作和伙伴关系。

(7)发展基于社区健康计划的时间保障。

3. 组织和管理 PATCH

要实施 PATCH,必须有明确的组织机构(如委员会)和功能机构(操作程序、会议组织和交流网络)。

(1)组织机构:社区中PATCH工作成员包括三个部分:社区组、指导委员会和社区协调人员。社区组成员包括个人、政府官员、社区服务机构、卫生机构、私人公司的代表。社区组可有12~100人组成,通常20~40人即可有效地开展工作。在社区组成员构成中应至少有20%的社区领袖。社区组的职责包括分析社区数据、决定优先的公共卫生问题、制订项目的目标、服务于工作组和帮助计划的实施和评价。工作组的成员来自社区组,工作组的组长应由指导委员会的成员担任,工作组的职责将在后面讨论。指导委员会的成员来自社区组,一般有6~12人组成,职责为帮助社区协调人员进行管理、指导工作组、帮助确定使用哪些资源,协助工作组间的交流。社区协调人员是协调管理PATCH日常工作的人员。职责如下:倡导PATCH并赢得支持、提高社区成员对PATCH及健康问题的认识、开展培训工作、组织会议、提供技术支持、在社区内外建立合作伙伴关系、管理PATCH过程和帮助设计、实施和评价干预措施。

(2)功能机构:为使PATCH更有效地实施,要通过建立操作程序来指导决策、通过讨论会来实施PATCH过程、通过交流网络来共享信息。在大多数社区,指导委员会或社区协调人员征集一套操作程序,并审查批准。PATCH是通过一系列社区组会议讨论问题、安排工作及做出决策。社区协调员的工作是促进会议召开,鼓励参与、提出意见并讨论问题。会议记录应详细并分发给所有成员,使他们知晓会议的决策。PATCH的许多工作是由工作组实施的,至少要成立五个工作组:负责发病与死亡数据的工作组、行为危险因素数据工作组、社区意见数据工作组、公共关系工作组和评估工作组。建立交流网络是动员社区、保证社区成员参与的关键。交流的目标应包括增强对健康问题、对PATCH怎样帮助社区、社区组做决策的熟知程度。为赢得公众支持,尽量用他们熟知的语言,避免使用专业术语,官方语言及生硬的交流风格。可运用不同的方式进行交流,如面对面的交流,PATCH新闻快报,大众传媒等。

(二)资料的收集和归纳整理

数据收集对PATCH过程很重要,要用来指导PATCH全部过程。当社区组成立工作组来评价社区健康状况和需求时,PATCH的第二期就开始了。在第Ⅱ和第Ⅲ期中,社区组通过社区数据来选择优先的健康问题。在第Ⅲ和第Ⅳ期中,社区组可能会收集更多的数据来选择优先的健康问题、目标人群及社区资源,并设计合适和有效的干预计划。在第Ⅴ期及PATCH的整个过程,数据可用来评价干预效果并改进PATCH过程。

可利用已有的记录来收集数据,但必要时需要收集新的数据,这些数据包括定量

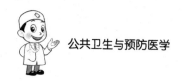

数据(如生命统计数据、疾病登记和普查数据)和定性数据(如社区意见数据)。

本期需要完成以下工作:获得发病、死亡和行为危险因素数据;获得社区意见数据;发布和应用数据确定优先的健康问题;决定与社区分享数据的方法。

1. 数据的收集

本期需要收集发病与死亡数据、行为危险因素数据及社区意见数据。

发病的数据包括发病及患病数据,可从医院出院记录或其他途径获得这些数据。死亡数据应按照国际疾病分类标准(ICD-10)的要求进行分类收集。行为危险因素可以用来鉴别出社区的主要危险因素及高危人群,并可通过干预改变其暴露水平。可通过两个途径来获取这些数据,即从现在的数据中获得和组织调查收集。这些危险因素包括安全带使用、高血压、吸烟、饮酒、静坐生活方式、胆固醇水平、环境危险因素等。社区意见数据是指社区提供的主要健康问题发生的原因,如何处理等。可通过调查对社区了解的人士获取这些数据。

2. 数据的分析

对发病和死亡数据可以计算粗率、专率、调整率。粗率计算方便,反映了社区的实际问题,但受人口、社会经济发展的影响。分析不同亚人群组如年龄、性别、种族及其他特征人群的率可清楚地了解这些人群的健康问题,更有意义。若需要与其他社区进行比较,则应该计算调整率。也可计算不同疾病的潜在寿命损失年(YPLL)。对行为危险因素数据则要分析其流行的程度及其与健康的关系。

将以上的计算结果以表格的形式表现出来,列出社区中的前五位的死亡原因、患病或发病高率的病种、主要的危险因素和社区意见提供的健康问题,如有可能,可将这些数据与其他社区、地区和全国的数据进行比较。

3. 数据的发布

将本期收集和分析的数据向社区成员、社区组和工作组发布,在发布数据时要注意以下几点:用直接简单的方式发布数据,将数据和其他数据如全国的、省(州)的数据进行比较,解释数据的局限性,要对数据进行标记、解释和说明,并选择适宜的方式表现数据。

(三)选择优先考虑的健康问题

大多数的PATCH社区没有能力短时间去解决目标人群的全部健康问题,因此,为了更好地集中资源,建议选择一个或有限数量的健康问题。确定何种健康问题被优先考虑时,社区必须完成下列任务:设立标准,审查社区数据,列出健康问题清单;评估社区解决健康问题的能力;确定可改变的重要的社区优先健康问题;评估影响解决健康问题能力的社会、政治及经济因素;发现社区中已经实施的解决健康问题的项目和政策。

1. 应用数据确定健康问题

在第Ⅱ期收集和分析数据的基础上,社区组需要鉴别出优先的健康问题并决定首先解决哪一个问题。在审查不同类型数据前,需要制订确定优先健康问题的一个标准,如对死亡数据,一个优先的健康问题是可能造成较多的死亡人数、引起较多的潜在寿命损失和比其他地区严重的问题。

2. 选择重点干预的健康问题

根据制订的标准选择拟干预的重点健康问题,例如对行为危险因素考虑其重要性、流行程度、与健康问题的关系、发展结果和干预后的可改变性。同时要评估社区资源是否允许解决这些健康问题,建议重点选择 3~5 个健康问题,然后进行仔细分析以便充分利用社区资源干预这些问题。

3. 选择目标人群

每一个 PATCH 社区都要考虑至少有两个目标人群即全社区人群和特别目标人群。对全社区人群要告知他们社区的健康问题及改变这些问题的知识,社区成员也要积极地采取行动,提高社区的健康水平。同时要针对特殊的目标人群采取干预措施,如危险因素暴露率高的人群、干预后易于发生改变的人群、尚未形成不良行为危险因素的青少年人群等。

4. 制订 PATCH 的目标(goal)和目的(objective)

目标是正在完成的一个远景设想的摘要陈述,目的是指计划目标和社区达到什么样改变的可测量的特别叙述。

举例说明如下:

社区目标:在社区中降低心脏病导致的早死人数。

行为目的:到 2000 年,吸烟率降低 20%,即从 1994 年的 32% 降低到 25.6%,成人缺乏体力活动减低 15%,即从 1994 年的 38% 降低到 32%。

干预目的:到 1995 年 1 月,20% 参加戒烟比赛者在比赛一年后戒烟,到 1996 年 1 月,在校 6~9 年级学生的开始吸烟率减少 20%,即从 1994 年的 158‰ 降至 128‰。

(四)发展综合的干预计划

一个综合的干预计划包括应用多种干预策略如教育、政策和环境策略。在不同的场合进行干预,如社区、医疗卫生机构、学校和工作场所,既要针对全社区人群也要针对高危人群,着重于与健康问题有关的因素,干预的活动要满足干预对象的方便程度。

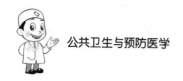

1. 更新组织和功能结构

社区组要重新审查它的组成人员和由工作组承担的干预工作,一些人可能愿意加入社区组参与干预活动,一些人可能要退出,可根据情况进行调整,并要对新的成员进行培训,使他们了解 PATCH 和承担的干预任务。在该期要成立新的工作组承担设计和实施干预活动的任务,成员可由一些社区组成员及志愿者组成。

2. 扩大参与干预的联盟

当设计了一项综合的干预计划后,需要考虑是否让其他个人和组织共同参与干预活动,促进干预计划的实施。在我国可以考虑对干预计划感兴趣的专家、政府机构、医疗卫生部门、妇女组织、专业学会、工会组织及企业等共同参与。

3. 确定干预的目标人群

为了保障干预是适量的、文化上敏感的及满足目标人群的需求,在制订计划时要将目标人群成员和社区管理人员包括在内。在该期我们已经了解到了目标人群的一些信息,如导致死亡和伤残的前几位原因及危险因素,也可收集更多的数据,可根据这些数据决定目标人群。制订干预计划时要明确哪些人应该作为干预对象及为何要这样做。可将目标人群中的个人尽可能地纳入社区和工作组中,他们可提供有用的信息。尽管社区组对针对特别目标人群的干预措施感兴趣,但建议将整个社区人群作为干预的目标人群,因为特殊目标人群成员的行为改变及维持取决于社区其他人群的行为及环境的支持。

4. 确定干预的危险因素

对健康问题进行干预时,要确定哪些因素增加或降低健康问题危险性。可根据文献的报道和目前收集的社区数据决定要干预的危险因素。这些因素分为始动因素即使人们采取行动的因素,包括态度、信仰、价值观、知识等,始动因素存在于个体;实现因素即使人们行为得以实现的因素,包括个体和环境因素;激励因素即对一个人的行为产生激励作用的因素,包括来自家庭、社区组织对个人行为因素的强化,也包括对行为的同意或惩罚。同时在设计干预计划时,要保障针对所有这三类行为危险因素。根据这些因素对健康问题的效应,又可分为正相关因素和负相关因素。

当确定了社区中存在的危险因素后,还要判断哪些是优先考虑的因素,可根据这些因素的重要性和干预后的可改变性进行判断。

5. 设计有效的干预计划

通过前面介绍的 PATCH 过程,我们已经确定了与社区健康问题相关的危险因素和目标人群。现在需要设计一个有效的针对全人群及高危险目标人群的干预计划。

为了提高干预的有效性,干预计划要应用教育、政策和环境三种策略,PATCH 建议综合使用这三种策略,因为三者中的任一种都可提高其他两种的作用,这样能帮助目标人群改变知识、态度、技能、行为、政策和环境措施从而改善社区的健康水平。教育策略包括交流方法和技能建立两个方面,交流方法有媒体宣传、讲座与讨论、印刷材料、音像制品、电视教育节目等;技能建立通过培训实现,如培训班、模拟和游戏、咨询、小组讨论、示范、行为矫正等。政策策略包括政策、法规、法律及非正式的规定等,这些政策又分为两大类:一类为限制和禁止不健康行为的政策,如禁止在公共场所售烟、禁止向未成年人售烟、禁止酒后驾车。另一类是鼓励健康行为的政策,如对不吸烟者享受优惠的住院计划、延长社区中健身设施的开放时间和诊所的工作时间。环境策略是指改变社区物理和社会环境,如在食品店出售低脂牛奶、安装更多的路灯防止犯罪及鼓励体育锻炼、拆除社区中的自动售烟机等。

　　在制订干预计划时还需考虑干预场所的选择。干预的场所包括学校、医疗卫生机构、工作场所及社区,通过这些场所使干预措施作用于目标人群。还要考虑充分利用社区的资源及已经存在的其他干预计划。

　　6.实施有效的干预

　　要实施有效的干预,必须做到以下几点:

　　(1)综合使用教育、政策和环境策略。

　　(2)通过不同的"系统"开展工作:这样做可以有效和充分地促进社区中大部分人群的健康,例如,在学校系统中按照营养指南提供午餐和建立无烟学校可影响许多学生和教师。你可以在社区中发现其他特有的系统和网络,帮助你实施干预措施。

　　(3)有效地利用社区数据:从 PATCH 社区中收集到的数据对设计干预计划、教育社区成员、支持政策和环境改变及获得经费资助都是很有价值的。

　　(4)从简单入手逐步深入:很小的干预效果可为社区带来信心,使 PATCH 取得成功。

　　(5)坚持使用不同的干预方法:通过长期反复的干预,目标人群将会改变行为。

　　(6)综合应用各种信息和资源:如通过传媒鼓励老龄人群接种流感疫苗,就应该与疫苗供应商联系,保证疫苗的供应。

　　(7)培训参与干预工作的社区组成员和志愿者。

　　(五)评价 PATCH

　　本期对 PATCH 的评价有两个主要目的:即监测和评估 PATCH 五期的进展和评价干预计划。

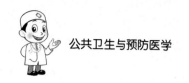

对 PATCH 的评价包括三个水平的评价:第一过程评价:目的在于对 PATCH 内在操作过程的理解和鉴定出可改进的地方;第二影响评价:评价项目中期效果,例如行为和政策的改变。第三结局评价:评价项目的最终目标或结局,包括健康状态和生命质量的改变。

这里介绍适合于 PATCH 社区的评价建议和步骤。这种评价着重于过程评价,因为基于社区的健康促进专家认为它是最适宜的评价社区项目的水平。评价长期效果是昂贵的而且不适宜于在局限的社区中进行,因为基于社区的项目不是以科研为目的的,测量整个社区的健康状态变化或行为变化对科研目的的社区计划是合适的。

1. 评价的策略

当你设计评价时,评价的策略包括监测干预的策略、决定短期和长期干预效果的策略、监测因 PATCH 导致社区内促进健康能力的改变及监测 PATCH 各期的策略。

(1)监测 PATCH 各期:监测 PATCH 各期的进展情况十分重要,可按照各期的目标和工作内容进行检验,分析是否顺利完成各期及存在的问题是什么及如何进行改进。

(2)评价干预计划:包括过程评价,项目的效果(影响)和结局评价,促进健康能力改变或开展 PATCH 的效果评价

① 过程评价:过程评价是比较社区制订的干预目的和计划及实际开展的干预活动,检查目前正在做的工作和原来计划要做的工作是否一致。过程评价的内容包括目标人群是否参与 PATCH(参与率)、根据预算指南经费是否运用合理、设计的干预活动是否开展了及是否正确地开展了、是否采取了改变政策及环境的干预步骤。

② 影响和结局评价:项目的有效性通常应用影响和结局评价。结局评价超过了大多数社区项目的范围,我们对项目效果的评价主要着重于影响评价即项目中期及短期的效果,评价项目对健康相关的行为因素改变的有效性和始动、促成及激励健康相关行为的因素改变的有效性。评价的目的是检验项目的短期目的是否达到了。评价的主要内容为:行为危险因素的改变、改变的指征、目标人群的知识和态度、政策的改变、社区物理和社区环境的改变。

③ 社区促进健康能力改变的监测:在监测 PATCH 课题时,我们也注意到了社区成员应用数据、宣传健康问题、设计、实施和评价 PATCH 技能的提高。在评价过程中要注意社区成员是否将 PATCH 的方法用于解决其他问题、是否在社区内外增加了交流和网络使用的能力等。

2.确定数据的来源

评价 PATCH 的数据可来自现有的记录,或组织调查收集新的数据,大多数的干预计划需收集新的数据评价它的效果。数据的收集要谨慎,作为整体一部分,不给工作人员造成不必要的负担,应该很好地组织管理。在评价时不是要评价每个个体的数据,而需要评价群体的数据,如评价膳食干预计划时,不是询问个体的膳食改变,而是通过食品店中某些食品如低脂牛奶的销售情况决定的。

3.收集数据的方法

可应用定性和定量的数据收集方法。问卷调查、自我报告数据、体格检查和观察法可评估项目对行为改变的影响。技能评价可应用角色扮演或情景说明或自我报告方法,问卷调查通常用来评价知识水平,自我报告记录和个人访谈用来评价态度。

4.评价的重点

(1)决定评价的内容评价的主要内容包括活动对整个项目的潜在影响,活动所需的资源总量,活动对项目的重要性。

(2)评价的重要组成部分:

① 对 PATCH 各期的评价。

② 项目过程的评价:着重于评价如何应用数据改进项目,向参与者和志愿者提供反馈信息,促进以后的工作。

③ 促进健康能力的评价,评价社区开展 PATCH 的能力。

④ 知识、技能、态度、行为改变的评价。

⑤ 政策和环境改变的评价。

⑥ 社区中 PATCH 开展的范围及程度评价。

(3)评价的五个步骤:

① 描述项目:目标、目的、活动、目标人群。

② 选择评价的指标。

③ 设计数据收集和分析方法。

④ 制订实施方案。

⑤ 报告结果。

(4)评价结果的应用评价结果应该与社区组、工作组、合作伙伴及其他人员和组织分享,应该用来改进健康促进项目和决定将来使用哪些资源。与参与项目的人共享评价结果将促进以后项目的开展。要学会利用各种传播渠道报告结果,还要帮助社区继续将健康问题列为议事日程,评价结果还可以用来为政府官员和决策制定者服务。

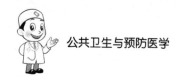

三、社区干预试验设计中的流行病学问题

在前面讨论中已指出 PATCH 通常不是以科研为目的的,干预的着重点是降低社区居民的群体危险因素的暴露水平和提高健康水平。本节讨论的社区干预试验是基于科研目的的,要求至少设立一个干预社区和至少一个对照社区,不管是否应用随机方法分配干预社区和对照社区,然后在干预社区中实施健康促进和疾病预防计划,而对照社区则不采取任何的干预措施,经过一定时间后,评价健康促进和疾病预防计划的效果。下面讨论社区干预试验中的有关流行病学问题,作为设计慢性病社区干预试验时的参考。

(一)干预策略的选择

通常有两种干预策略即高危策略和全人群策略。高危策略是指应用危险因素鉴别出某种疾病的高危险个体,重点将干预措施施加到具有这些危险因素的个体上。全人群策略是指干预措施针对人群中的每一个个体,期望通过干预改变人群中危险因素的分布。全人群策略和高危策略相比,前者可以预防更多的疾病发生,例如致死性冠心病大多数发生在"正常"胆固醇水平的人群中,若仅针对高胆固醇的高危人群,则只能预防有限的疾病。同时社区干预比基于个体干预简单,经济,因而在 PATCH 中也强调在针对高危目标人群的同时,基于全社区人群进行干预。

(二)环境改变与自愿的行为改变

我们已经知道社区环境是影响疾病发生的重要因素,这些环境包括了物理的、社会的和法律(法规)的环境。环境的改变比自愿的行为改变能够更有效地影响干预的效果,所以在设计时要注意环境的改变,如可通过征收烟草消费税、规定最低法定吸烟年龄、设立无烟公共场所等来进行吸烟的干预。

(三)危险因素相关的行为受社会价值观、审美观的影响

一般认为同一特征的人群支持某种行为特征的改变,则这种行为特征就容易改变并且保持下去,对不良的行为危险因素要通过健康教育活动,改变人们的价值观和审美观,使人们认识到这些行为不仅对健康有害,而且不为人们所接受,是一种丑陋的行为,如对吸烟、酗酒、肥胖等的认识。

(四)有些干预的方式具有非选择性

通过大众传媒进行干预、饮水中添加某种微量营养素干预等,只要是媒体覆盖的范围和饮水供应的范围,均可暴露于干预措施,在设计对照社区时要选择没有接受干

预措施的地区,避免"污染"。

（五）干预措施通过人们"自然的生活环境"产生作用

干预人群不生活在医生的办公室里,也不生活在一个特别的干预环境中,所以设计的干预措施要适用于家庭、工作场所、学校和社区,要容易实施并坚持下去,如为了干预食用盐的摄入量,设计出了限盐量匙,这样就十分方便、适用。

（六）社区变异

在不同社区、不同个体的结局变量测量结果的总变异中,可分为社区内及社区间的个体变异和不同社区间的变异。社区变异产生的原因有自我选择的结果,即人们通常选择居住在与自己具有某些共同特征的居民居住的社区里,不同社区的居民暴露于不同的物理、社会、文化环境,从而影响他们的行为,人们的态度、价值观和行为也可以互相影响,从而导致不同社区的人群具有不同的行为特征,因而不能忽视社区变异,在估计社区干预试验的样本时,不仅要考虑干预对象的个体样本数,还要考虑到社区的样本数,而数据分析时应该应用社区的数据而不是个体的数据。

（七）社区干预试验的类型

1.单个社区试验的设计

缺少同期对照社区的设计不符合社区干预试验的定义,但在不容易找到合适对照社区时,可采用干预前后比较的设计方法。这种设计一般要求干预导致的效应变化显著。

2.一个干预社区和一个对照社区的设计

这是最常用和最简单的一种设计形式,但主要缺陷是没有考虑到社区变异,观察到的变异可能是干预效应,也可能是自然发生的时间~社区交互作用变异。

3.一个干预社区和多个对照社区的设计

在社区干预试验中,因为人力和资源问题,设计时增加干预社区往往具有一定的困难性,可考虑增加对照社区,尤其是在主要的结局变量可以从现有的资料中获得时。

4.多个干预社区和多个对照社区

这是一种最好的设计形式,可以评价社区变异,如果多个干预社区的结果一致,可更好地预测在其他社区的效果,如果不一致,说明存在干预计划与社区间的交互作用,这种设计形式可得出更可靠的关于干预计划有效性的评价。

（八）随机化问题

在社区试验中有的学者认为社区的数目较少,若采用随机分配难以保证平衡性,

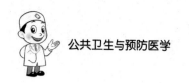

随机分配可能会导致对照社区的污染,同时增加费用和影响工作的方便程度。尽管如此社区干预试验设计中要像要求临床试验一样,严格执行随机化。

（九）匹配和分层

在分配干预和对照社区时,可考虑应用匹配和分层,这样可增加可比性和提高评价干预有效性的精度。匹配的因素原则上是在社区中与研究结果变量密切相关的那些因素,如社区的人口数、社会、文化、经济和人口学特征。

（十）干预效果评价时评价对象的选择

通常有两种方法选择评价目标人群,即队列样本和重复的横断面样本。队列样本十分适宜测量个体水平的行为变异,应用队列样本时存在失访问题。重复的横断面样本适用于测量社区水平疾病和行为危险因素的流行率,但其结果受行为变化和评价人群改变的影响。若是结局评价,应用队列样本较为适宜,若是影响评价,两种样本方法均可。

（十一）数据的收集

数据的收集既要包括个体水平的数据收集,也不能忽略社区水平的数据收集。

（十二）数据的分析

在进行数据分析时不能忽视社区的变异,可应用以下的分析方法。基于社区均值的分析,将个体观测值转换为社区水平平均值,然后进行比较,若一组（即干预或对照组）有 3 个社区就可得出可靠的显著性水平。这种分析的缺点是当社区变异大时,同质假设违背 t 检验假设,同时不能调整个体水平的协变量,如人口学的、社会经济的特征,尤其是这些变量与结局变量相关时,需进行调整。在个体水平的数据的分析时,可应用膨胀因子校正 t 检验和 c2 检验。应用两阶段分析方法考虑个体协变量的影响,在分析的第一阶段不考虑社区变异,应用通常的分析方法得出每个社区的残差;第二阶段将残差作为一个新变量,分析比较两组间的结局变量。

第三节　伤害

伤害是指突然发生的各种实践或事故对人体所造成的损伤（一般指尚未死亡者）。包括各种物理、化学和生物因素。

一、概述

伤害是指突然发生的各种实践或事故对人体所造成的损伤(一般指尚未死亡者)。包括各种物理、化学和生物因素。

国际疾病分类已将意外伤害单列为一类,其中包括交通事故、窒息、溺水、触电、自杀、中毒、暴力等大类。

伤害有时不单单指身体上的伤害,有时也用来表示心理或精神上的伤害。心理或精神上的伤害往往比身体上的伤害更难以愈合。

一些学者曾认为:意外伤害是意想不到的实践,是不可预测的,因而也是无法控制的。随着安全工程和医学的发展,已经比较一致地认为,意外伤害虽然是一种突发的事件,但是作为一种有发展规律的"疾病"可以进行有效的预防和控制。也有专家认为,从广义讲,意外伤害还应包括出于好意或无主观恶意的言行给儿童造成的心理伤害。

由于交通事故、溺水、中毒、跌倒或烧伤,以及暴力、袭击、自虐或战争造成的伤害每年导致全世界五百多万人死亡并使数百万人受到伤害,占全球死亡率的9%,并对世界各国的健康构成威胁。就每一起死亡,估计有几十人住院,数百人急诊,上千人就医。大部分幸存的受伤者会遭受暂时或永久性残疾,或者中毒,意外伤害等。

(一)伤害定义

急性暴露于物理能量如机械能、热能、电能、化学能和电离辐射,这些能量与机体发生作用时超过了机体的耐受水平而造成的组织损伤和由于窒引起的缺氧以及由此引起的心理损伤。

(二)暴力定义

故意使用身体力量,对自身、他人、群体或社会造成威胁或危险,导致或很可能导致伤害、死亡、心理伤害、扭曲或剥夺。

二、伤害种类

(一)斗伤

或称斗殴伤,即因打架斗殴造成伤害。秦律规定,"斗决人耳,耐"(判耐刑);"或与人斗,缚而尽拔其须眉,论何也? 当完城旦"(判完城旦刑);"或与人斗,决人唇,论何也? 比疵痏",即比照打人造成青肿或破伤判刑。唐律规定,凡斗殴,以手足伤人杖六十,以他物殴伤及拔发方寸以上杖八十,若血从耳、目出及内损吐血者各加二等。至

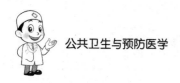

于折跌肢体、损人二事(两个器官)以上等重伤,都有相应的刑罚。明、清律也都有类似规定,不过处刑稍轻,另外又增加了一项堕胎罪。

(二)贼伤

即故意伤人。秦、汉法律中,贼伤常和斗伤相对称,罪重于斗伤。秦简《法律答问》有一条说:"甲贼伤人,吏论以为斗伤人,吏当论不当?当赀。"即错判贼伤为斗伤,应受申斥。另一条说:"斗以箴、锥,若箴、锥伤人,各何论斗,当赀二甲;贼,当黥为城旦。"这和后来汉律中的"斗以刃伤人,完为城旦,其贼加罪一等",意思是相同的。魏、晋以后,律文义例较细密,分谋、故殴等情节,不再用"贼伤"一词。

(三)伤害的后果

中国古代刑法,除了从犯罪人的主观意图和使用的手段来区别伤害罪的轻重外,还从伤害行为造成的后果来加以区别。它把伤害的后果依其轻重程度分成残疾、废疾、笃疾3种:

(四)残疾

指身体部分机能失去作用。清律"保辜限期"条辑注:"残疾者不全之谓,如手折一指尚能持物,但亏损不完也。"唐《户令》:"诸一目盲、两耳聋、手无二指、足无大拇指、秃疮无发、久漏下重、大瘿肿之类,皆为残疾。"《宋刑统·户婚律》也有类似规定。

(五)废疾

指精神上或身体机能上达到废于人事的程度。《宋刑统·户婚律》载:"痴、哑、侏儒、腰脊折、一肢废,如此之类皆为废疾。"清律"保辜限期"条辑注:"废疾者无用之谓,如一手已折,全不能持物也。"又《名例律》"老小废疾收赎"条辑注:"废疾者,或折一手,或折一足,或折腰脊,或瞎一目及侏儒、聋哑、痴呆、疯患、脚瘸之类。"伤害人致使成为废疾,比一般伤害罪加重处罚。唐律规定:"诸斗殴折跌人肢体及瞎其一目者,徒三年。"明律、清律规定为"杖一百,徒三年"。

(六)笃疾

指身体机能或精神受到重大不治的伤害,比废疾更为严重。中国古时对罢癃废笃并无明确区分,北齐律才把"笃疾"作为专用词而区别于"癃残"。《宋刑统·户婚律》:"痴癫狂、二肢废、两目盲,如此之类,皆为笃疾。"清律辑注:"笃疾者,或瞎两目,或折两肢,或又折一肢瞎一目,及癫狂、瘫痪之类。"唐律规定:诸斗殴"即损二事以上及因旧患令至笃疾,若断舌及毁败人阴阳者,流三千里。"明、清律则为"杖一百,流三千里,仍将犯人财产一半,断付被伤笃疾之人养赡。"

三、预防原理策略

(一)基本原理

1. 公共卫生方法

伤害与其他健康问题一样,不能用单一的原因来解释其发生发展的过程,因此利用公共卫生方法,从四个基于可靠证据的步骤来系统协调的解决伤害问题,成了公认的模式。第一步,通过监测与调查等手段,就问题的规模、特点、范围和后果,在地方、国家和国际层面搜集数据。第二步,确认问题的原因,以及提高或降低个人遭遇问题的风险因素,并察看如何来修正这些因素。第三步,基于第一步和第二步获得的信息,设计、实施、监控和评估旨在预防问题的干预措施。第四步,分发关于干预有效性的信息;在更大规模上实施有效的干预措施;评估更大规模干预工作的成本有效性。

2. 哈顿矩阵

20 世纪 60 年代,美国公共卫生医师 William Haddon 结合公共卫生的原理设计了一种图表,称为"哈顿矩阵"(表 1),提出应该从伤害发生前、伤害发生时和伤害发生后三个阶段分别评价导致伤害宿主(人)、致病(致伤)和环境三者的作用,从而确定伤害干预的途径。此后,它一直被作为所有类型伤害预防手段的发展思路。

3. 生态学模型

哈顿矩阵涉及能量转移和伤害发生的时间和地点,而生态学模型则阐述个体和相关因素之间的关系,非常适合理解伤害,尤其是暴力产生的原因。伤害和暴力是受到个体、相互关系、社会、文化和环境等复杂因素多重影响的行为产物。生态学模型指出,预防伤害和暴力需要从调整个体行为、建立健康的家庭环境、提供安全的公共场所、消除性别歧视,以及争取更大的社会、文化和经济因素几方面进行综合考虑。

(二)重要策略

1. 三级预防策略

广泛应用于其他疾病的三级预防策略同样适用于伤害的预防:

一级预防:防止新的伤害。如在水池周围设置栅栏,阻止溺水的发生;

二级预防:降低伤害的严重程度。如安全带和头盔的使用,减轻道路交通伤害对人体的损害;

三级预防:减少伤害后残疾的发生频率和降低残疾的严重程度。如完善的急救系统,有利于伤害发生后患者的救治和康复。

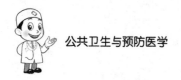

2. Haddon 十大策略

Haddon 根据"哈顿矩阵",于 1981 年提出了伤害预防的"十大策略",在世界卫生组织的支持和推广下,在伤害预防工作中得到了广泛的应用。这十条策略包括:

(1)预防危险因素产生:如禁止手枪的制造和核反应堆的建立。

(2)减少已存在危险因素的含量:限制车辆速度,减少油漆中的铅含量。

(3)预防已有危险因素的释放:裁减主要军队的核武器或常规武器,用巴氏法杀菌消毒牛奶。

(4)从源头改变危险因素的释放率及其空间分布:对初学滑雪者减少雪道的坡度,使用降落伞。

(5)将危险因素从时间和空间上与被保护者分开:如在交通集中的道路上架设行人过街天桥,地面雷击时的避雷装置,机动车、非机动车、行人分道行驶。

(6)用屏障将被保护者和危险因素分开:如使用头盔,安全眼镜,机械挡板,农村鱼塘设置栅栏防制溺水等。

(7)改变危险因素的基本性质:如家具的圆角,使用易碎的照明柱和其他路旁设施。

(8)增强人体对危险因素的抵抗力:如在飓风地区对建筑物制定严格的标准。

(9)消除危险因素:如使用消防车和火灾探测系统,使用电子定点系统预防触电死亡。

(10)使伤害患者保持稳定,采取有效的治疗和康复措施:如在伤害现场提供及时地紧急医疗救助,使用适当的医疗操作如为烧伤病人进行皮肤移植。

3. "5E"策略

由于伤害成因的多元性,单一的伤害策略往往收效不大,需要结合工程(Engineering)、环境(Environmental)、强化执法(Enforcement)、教育(Education)和评估(Evaluation)的综合干预形式,这就是常说的"5E"策略。"工程策略"包括制造对人们更安全的产品;"环境策略"指通过减少环境危险因素降低个体受伤的可能性;"强化执法策略"指通过法律和公安部门的措施确保在人群中维持某些行为和规范的实施,包括了强制实施法律以创造安全环境,以及括确保安全产品生产和销售的法律和规范等;"教育策略"针对改变一般人群和特殊人群的态度、信念和行为;"评估策略"涉及判断哪些干预措施、项目和政策对预防伤害最有效,为研究者和政策制定者提供方法建议。

第五章　公共卫生安全与检测

第一节　公共安全与卫生检疫制度

一、公共安全的时代属性

（一）公共安全与公共管理

什么是公共安全？可从法学和管理理论两方面展开来理解。从法学理论来看，是指故意或过失，实施危害或足以危害不特定多数人的生命、健康、重大财产安全，重大公共财产安全和法定其他公共利益安全；从管理理论来看，由自然生态、卫生安全、社会文化、经济技术等因素，对人类身体健康、生态环境安全、生物物种安全、国际贸易交流、货币金融稳定等多方面带来安全影响的公共问题。

公共安全一直是人类社会不断进步和发展的必要条件。任何社会的发展，都是以维护良好公共安全为基础和前提，国家和社会组织的存在也都依托于公共安全良好的大环境。若是没有良好的公共安全保障，国家和社会组织的存在和发展均将遭遇影响，甚至覆灭，人类基本的生存权将无法得到有效保障。如此，维护公共安全，是件到关系国计民生、经济建设和社会安定的大事；是实现国家长治久安、创新发展的根本前提，也是政府依法履职，保障和维护国民基本权益的重要抓手。

公共安全与公共管理紧密相关，公共安全管理是公共管理的重要组成，而公共安全也是公共管理的重要环境条件。强化公共安全管理，需要树立科学的发展观和公共安全观，需要促进公共安全管理系统和公共管理体系的不断完善和发展。维护社会公

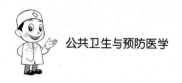

共安全是一项系统工程,需从公共管理系统和公共安全体系多方面着手寻求对策。其中首先就是科学发展观和正确安全观的确立。从 SARS 引起的社会性恐慌等社会安全问题可以看出,我国的公共安全保障体系并不健全,应对公共安全问题的能力还远远不够。应不断贯彻落实科学发展观,从公共管理角度出发,通过建立健全公共安全保障体系,公共安全管理的行政体系,公共安全的法规体系,公共安全科学与技术的研究机构,公共安全的人才保障体系,公共安全物质和财政保障体系,安全教育和培训体系等多方面着手,建立科学有效的中国特色公共安全管理体系,维护良好公共安全。

（二）公共安全与非传统安全

长期以来,由于国家生存与发展面临的威胁主要表现在军事、政治领域,尤其是冷战期间,基于意识形态的对峙,国家安全问题被东西两大军事、政治阵营所左右。人们对国家安全关注的主要在军事、政治安全上。然而,冷战结束以来全球化浪潮带来具有"非军事""跨国共治"等特征的恐怖主义、金融震荡、环境变化、文化冲突、能源危机、粮食短缺、传染病、自然灾害等种种全球性非传统安全问题不断出现。非传统安全问题被逐渐纳入到"安全"的范畴,因此形成了包括传统与非传统的新国家安全观——"综合安全"观。

总体而言,非传统安全是非军事、政治和外交等新安全领域中的全球安全、国家安全和人的安全通过互信、互利、平等、协作而形成的不受任何形式的危险、威胁、侵害和误导的外在状态和形式及内在主体感受,与传统安全相对应,也用来指与传统安全观相对的新安全观。

非传统安全问题具有明显的跨国性,不单是某个国家存在的个性问题,而是关系到其他国家甚至全人类利益的问题;不但是对某个国家构成安全威胁,且可能对其他国的国家安全造成不同程度地威胁。非传统安全威胁远远超出了常规军事领域的范畴,诸如能源危机、金融危机等经济领域,贩运毒品、传染性疾病等公共安全领域,自然灾害、环境污染等自然领域;其次,某些非传统安全威胁虽然也具有暴力性特征,却不属于单纯的军事问题。如恐怖主义、海盗活动等虽属于暴力行为,但单凭军事手段也不能彻底解决。同时,非传统安全威胁的多样性、突发性、转化性,使其较传统安全威胁更复杂,难以根治,需要加强国际合作将威胁减少到最低。本文着重探讨非传统安全问题中的公共卫生安全问题,研究出入境人员传染病监管体制,从而维护好公共安全。

二、卫生检疫的时代发展

（一）世界及中国卫生检疫历史发展

1. 世界卫生检疫历史发展

世界卫生检疫起源于鼠疫防控，自有人类记载以来，发生过三次世界性大流行，1346 年起的第二次鼠疫大流行，延续 300 多年，流行遍及欧洲、亚洲和非洲北部地中海沿岸各国，尤其是欧洲受影响最严重，1/4 人口，约 2500 万人死于鼠疫，深刻影响了欧洲经济、社会和宗教的发展历程。鼠疫的病原菌鼠疫杆菌可以长期隐藏于鼠类体内，并鼠类通过海运船舶流窜到其他陆地进行传播。最早在 1348 年，欧洲的意大利人于在威尼斯设立了 Lazaretto（检疫医院、检疫站），对船舶实施港外隔离 40 口的检疫，其目的是使处在潜伏期的病例显现症状，从而防止疫病的传入。意大利创建检疫办法后，不少地区和国家相继仿效，纷纷在国境口岸上设立检疫机构，配备检疫人员，开展检疫工作。除鼠疫外，在面对霍乱、天花等传染病严重流行时，也相继采取此种办法防止疫病的传入。世界卫生检疫由此诞生，起源于鼠疫，再应用到防止其他传染病传播上来。16 世纪，检疫在国际上已十分普遍，在地中海及亚德里亚海的商港，各处检疫站林立，检疫工作按照法律规定严格实施，只要船舶一到达，就有官员实施检疫。当时各国情况不同，检疫政策措施也不一样，此时还有了查验卫生证书的管理制度，用来证明船舶经过前一个港口没有疾病流行，拥有卫生证书的船舶可以驶入港口，且不需要接受隔离及熏洗。

随着全球化的推进，增加了空港检疫，运输、贸易、旅行与检疫的矛盾内容不断变化；同时，检疫内容也不断变化，从早期的隔离发展到检疫查验、疾病监测、卫生处理、卫生监督，甚至到后来全方位的出入境卫生控制；检疫方法也得到逐步革新，从原始的隔离法发展到沙滤法、筛选法、电讯法；检疫范围也逐渐扩大，从对出入境的人员、交通工具、货物的检疫扩大到国境口岸卫生监督、旅行医学，从海港检疫扩大到空港检疫、陆港检疫。为了统一规范各国检疫行为，缓解保护人类健康与国际贸易利益之间的矛盾，1851 年后，国际上陆续召开了 24 次卫生检疫会议，各种规范第不断发展，一直到新《国际卫生条例（2005）》在第 58 届世界卫生大会获得批准。

2. 中国卫生检疫历史发展

1873 年，东南亚霍乱流行，使得上海、厦门受到严重威胁，8 月 15 口，上海江海关税务司瑞特拟成检疫简章 4 条，8 月 21 口厦门的海关税务司哈喜士拟订《厦门口岸保护传染疫症章程》检疫简章 3 条，任命固定的港口卫生官员，开始了中国最早的依章

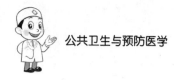

检疫。

上海、厦门两港在几乎同时立章实施海港检疫，开启中国卫生检疫历史。从此，1873 年被定为中国卫生检疫的创始年，但中国卫生检疫诞生后，由外国人管理，各自为政，在实质上失去了国家主权。

1911 年辛亥革命后，在爱国、民主运动的推动下，经过包括伍连德博士在内的多方努力，1926 年中国参加了第 13 次国际卫生会议，参与了《国际卫生公约》的修改；民国政府于 1930 年 7 月在上海成立全国海港检疫总管理处，接管原被外国控制的海港检疫机构，陆续收回检疫业务，设置口岸独立检疫机构。1945 年后，国民政府卫生署重新收回上海、天津、广州、秦皇岛卫生检疫所，并成立青岛、大连、福州、海口、台湾检疫总所。中国国民政府重新统一掌管卫生检疫主权。

新中国成立后，原有的 17 个海陆空检疫所并更名为"交通检疫所"，由中央人民政府卫生部防疫处的防疫科接管。1950 年，卫生检疫在新中国颁布《交通检疫暂行办法》和《民用航空检疫暂行办法》后恢复运行。毛泽东主席于 1957 年签署《中华人民共和国国境卫生检疫条例》，使得中国卫生检疫正式进入法制化轨道。1972 年第 25 届世界卫生大会决议恢复中国在世卫组织的合法席位。1987 年，依据国际法和《中华人民共和国国境卫生检疫法》和其实施细则，明确了卫生检疫的目的、职责、机构、法律责任和义务，中国卫生检疫从此与国际全面接轨。

中华人民共和国卫生检疫总所在 1988 年成立，2 年后加挂"中华人民共和国进口食品卫生监督检验总所"牌子。1995 年卫生检疫总所更名为"中华人民共和国卫生检疫局"。1998 年根据国务院机构改革方案确定：国家进出口商品检验局、国家动植物检疫局和国家卫生检疫局合并组建国家出入境检验检疫局。

为了更好地对外开放和外向型经济发展，适应日益扩大的国际经济合作，及适应加入世界贸易组织及消除国际贸易技术壁垒的需要，2001 年国家出入境检验检疫局与国家质量技术监督局合并成了国家质量监督检验检疫总局，内设卫生检疫监管司管理全国卫生检疫工作。2006 年 10 月，国务院宣布《国际卫生条例》于 2007 年 6 月 15 口起生效，同时确定国家质检总局及其直属检验检疫机构为《国际卫生条例》入境口岸的卫生主管当局。

（二）出入境人员卫生检疫特点

1. 涉外性

卫生检疫是依据《国境卫生检疫法》及其实施细则而进行的一种执法行为，代表国家行使卫生主权。同时，由于卫生检疫工作依据的是《国际卫生条例》这一国际法，具体实施时既要体现国家主权和中国特色，又要兼顾国际通行规则，采取国际认可的卫生控制措施。

2.强制性

出入境人员卫生检疫直接影响着人类的健康与经济社会的稳定，国际上都有相关强制性规定。

3.科学性

卫生检疫主要内容是贯彻各项国际公约和国内法律法规，而各项公约和法律法规又必须通过技术规范去实现。出入境人员、交通工具、集装箱、货物的查验和卫生处理，都须运用各种科学手段，才能切实发现和处置各类传染病、媒介生物和核生化有害因子，因此，要求卫生检疫人员必须具备较强的多学科知识和技术能力，不断的更新技术、方法和手段，保证卫生检疫任务圆满完成。

4.合法性

卫生检疫工作是依法履职行为，检疫查验、卫生监督、隔离留验、卫生处理等工作措施都涉及限制交通工具、货物或人员自由，因此检疫工作必须法制化管理，工作上，不能随意执法，要有法定的工作范围、法定的工作内容、法定的工作依据、法定的工作标准。

5.时效性

口岸作为出入境人员、货物、交通工具的关口，时效性比较突出。另外，处理突发公共卫生事件，及时发现、控制、预警，源头管理，是处理突发公共卫生事件最基本原则。

6.预防性

卫生检疫属于预防医学，从诞生那天起，就一直坚持预防为主的理念，近年来，卫生检疫转变思路，变被动应对为主动防御，采取风险评估的方法，主动对全球公共卫生风险进行监测，评估、预警、处置，将输入性疫情控制在萌芽状态，防止传染病的传播、蔓延。

7.合作性

卫生检疫在抗击 SARS、甲型 H1N1 流感等疫情，清楚地认识到卫生检疫无法也没有能力独自处置突发公共卫生事件，必须向境内外延伸，形成境外、口岸和境内三级的联防联控体系。在境内，与公安、海关、卫生、商务、环保、民航、防化部队等部门合作，在境外，与国际组织、国家合作，互通有无、扬长避短，密切合作，形成合力。实践中联防联控机制有效防控了公共卫生风险跨境传播，取得了良好的成效。

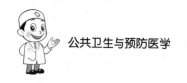

（三）卫生检疫的法律制度

在国际上，第一次国际卫生会议于 1851 年在巴黎举办，次年签订 137 条卫生公约。1903 年召开的第十一次国际卫生会议修订了以往历次会议的卫生条约，成立了公共卫生局，制订了相对完整的《卫生公约》，使国际检疫有了全球性的组织机构，统一了国际检疫的部分做法，第一次用法律形式确认了霍乱、鼠疫为检疫传染病，并将船舶除鼠也作为预防鼠疫的方法措施列入检疫事务。1912 年后，历经多次的国际卫生会议陆续增加黄热病、天花、斑疹伤寒为检疫传染病，并对检疫查验、卫生处理，货运船只、客运船只的卫生要求等都进行了严格的规定，特别是对新发展的航空运输做了严格规定。

直到 2005 年 5 月 23 口召开的第 58 届世界卫生大会，批准了《国际卫生条例（2005）》。与原来相比，管理范围从原 3 种检疫传染病扩展到核、生、化等新因素引起的突发公共卫生事件；规定了卫生检疫机关的 9 项职责；规定了口岸所要具备 12 项核心能力内容。卫生检疫工作流程、模式、方法发生了根本性的转变，吸纳了许多新观点和内容。

在国内，国务院于 1950 年颁布了《交通检疫暂行办法》和《民用航空检疫暂行办法》。1957 年，由毛泽东主席签署的《中华人民共和国国境卫生检疫条例》，标志着我国卫生检疫正式走上法制化轨道。1987 年，依据《中华人民共和国国境卫生检疫法》和两年后颁布的实施细则，正式明确了卫生检疫的职责、机构、义务和法律责任等。1986 年 12 月 2 口第六届全国人民代表大会常务委员会第十八次会议通过《中华人民共和国国境卫生检疫法》。

国内法律法规随着国际法的变化也不断变化，直到《国际卫生条例》于 2007 年生效，同时，明确国家质检总局及其所属的各直属检验检疫机构作为《国际卫生条例》各出入境口岸的卫生主管当局。《关于修改＜中华人民共和国国境卫生检疫法＞的决定》在 2007 年 12 月 29 口第十届全国人民代表大会常务委员会第三十一次会议得到通过。另外，根据第八十三号主席令《全国人民代表大会常务委员会关于修改＜中华人民共和国国境卫生检疫法＞的决定》公布并开始施行。

三、公共安全与出入境人员传染病监管制度

（一）非传统安全之口岸公共卫生安全

口岸公共卫生安全始终是非传统安全的核心组成。而中国出入境检验检疫的国境卫生检疫，承担着捍卫出入境口岸公共卫生安全，防止各类传染病传入传出，保护我

国国民生命健康安全的重要职责和神圣使命。与此同时,作为非传统安全中有关社会公共卫生安全的重要组成部分,国境卫生检疫制度以《中华人民共和国国境卫生检疫法》及其细则为依据的,其科学性、合理性、有效性等特点直接影响我国公共安全。

非传统安全与口岸公共卫生安全,具有相似的 5 大属性,分别是:第一,普遍性。非传统安全超越传统安全观,更多关注个体和全人类的安全,也是国家赋予国境卫生检疫的基本职能。第二,潜在性。非传统安全的威胁来源隐蔽,暴发时间和地点均有极大的不确定性,一般以突发性事件造成巨大危害;而全球环境恶化、物流人流的扩散,传染病随着极易造成疾病迅速在一定范围乃至全球范围内广泛传播流行。第三,扩散性。非传统安全威胁不是单独哪一个国家或地区的难题,在地域上有明显的蔓延和扩散性;而传染病只要有易感人群的地方,就会播散,也没有疆域边界之分。第四,多样性。非传统安全威胁的来源多元、复杂,国内、国外都有;卫生检疫防控的内容包括传染病病原体、外来媒介生物、核辐射、化学等各种有害因子,同样形式多样。第五,综合性。非传统安全问题有跨国性质,破坏性很大,如此,多数利益相关各国采取互助的方式,进行合作共同应对和化解危机;口岸公共卫生安全也需要各国配合实施卫生检疫进行防控;另外,综合性特征还体现在多部门协作配合,如检验检疫、卫生部门、市场监督管理部门以及环保部门共同履行职能。

(二)卫生检疫是维护口岸公共卫生安全的关键

中国卫生检疫是全球公共卫生体系中的一环,目的是保护包括我国在内的全世界人类的健康安全,行使国家卫生主权,具有法律赋予的强制性。随着国际贸易的发展和人员流动的加大,公共卫生风险的复杂性、多样性不断扩大,工作内容、工作范围也不断拓展,逐步承担起防止传染病、媒介生物、核生化有害因子等公共卫生风险的输入输出,保障群众健康安全、保障经贸往来、维护公共卫生安全的历史使命。主要作用有以下几方面:

1.控制传染病,保护人类健康

历史上各种烈性传染病危害,如鼠疫、天花、霍乱、麻风病曾夺走无数的生命。卫生检疫主要职责就是防控传染病。近年以来,卫生检疫严密防控 SARS,甲型 H1N1 流感、中东呼吸综合征和埃博拉出血热等国际传染病,严密监测艾滋病、疟疾、登革热、传染性肺结核等疫情,为维护公众健康做出了突出的贡献。

2.应对处置突发事件,维护国家公共卫生安全

中国卫生检疫一直作为防控国际突发公共卫生事件的国境第一道防线,为全球的疫情防控工作做出重要努力和贡献。特别是 2003 年临危受命、紧急采取措施,严格实

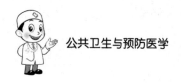

施体温检测、健康申报等八项制度,在各口岸与各部门密切配合,取得抗击非典SARS的重要胜利。

2009年春,甲型H1N工流感在墨西哥爆发后,蔓延至全球,世界卫生组织迅速地将流感大流行预警级别提到最高级。卫生检疫临危受命、严防死守,输入性病例拦截率达到46%,是发达国家的两倍多,大大延缓了疫情输入进程,避免了公众恐慌,为国内防控工作赢得了宝贵的时机,得到党中央、国务院的高度肯定。在当年《中国青年报》开展的社会满意度调查中,位居测评项目之首,社会公众满意度达到87%。

3. 提高口岸核心能力,保障口岸卫生安全

《国际卫生条例》第一次提出了加强口岸核心能力的全新概念,明确要求各缔约国要有效发展和加强在指定机场、海港和陆路口岸,应对国际关注突发公共卫生事件的能力,转为主动防御,防控传染病传播,切实维护全球公共卫生安全。经过9年不懈的努力,截至2014年,中国现有259个运营中的口岸已全部达标,获得世卫组织的高度认可,在此基础上,中国成功地创建了9个国际卫生机场,6个国际卫生港口。2014年7月,世界卫生组织与国家质检总局联合在宁波召开了口岸核心能力建设国际研讨会,陈冯富珍总干事用"非凡"两个字来形容中国口岸核心能力建设的伟大成就,建议向全球推广中国经验。

4. 维护社会稳定、促进经济发展

卫生检疫作为预防医学重要分支,积极参与处置国家的各项重大公共卫生风险。例如:卫生检疫在2008年汉川大地震发生后,紧急组建卫生防疫队奔赴重灾区,累计洗消约3500多万平方米,确保了"大灾之后无大疫"。

同时,卫生检疫作为出入境微生物、生物制品、血液及其制品等特殊物品的主管部门,通过风险评估、简化审批手续,积极推动生物医药产业发展,也是国家经济转型发展的重要保障。2012年出入境生物制品、血液制品等货值达到340亿美元,较2011年翻了一番。

5. 开展传染病监测,服务国际旅行健康

20世纪后期,世界经济、科技、文化迅猛发展,国际旅行剧增,随着旅游人数增多和国际交通发展,艾滋病、疟疾等传染病在国际传播,影响全球公共卫生安全。世卫组织于1983年召开了"国际旅行医学研讨会"。在5年后,世界卫生组织和世界旅游组织召开了"第一届国际旅行医学大会",使得保障和促进国际旅行者的健康,成为卫生检疫工作新的方向。

1993年,卫生检疫在各口岸的国际旅行卫生保健工作全面开展,陆续在全国范围

内建立了 168 个国际旅行卫生保健中心(以下简称保健中心),为出入境人员提供国际旅行健康咨询、健康救助、预防接种、移民体检、传染病防护用品等服务。近年来,通过贯彻"预防为主"和"人人享有健康服务"理念,建立健全了服务网络和服务平台,以提供优质的国际旅行健康咨询、预防接种等医疗服务,提升健康管理水平。同时,积极开展出入境人员高危行为干预和健康教育,参与国际旅行者医疗救助网络。研究分析国内的国际旅行健康需求,培育和引导符合中国公民特点的国际旅行健康服务市场。2001 年以来,全国国际旅行卫生保健中心体检 0.17 亿人次,预防接种 0.14 亿人次,有效保障了出境留学、劳务、维和、朝勤、科考等不同的人群的健康安全。

(三)出入境人员传染病监管是卫生检疫的核心内容

出入境人员传染病监管是通过实施人员检疫来实现,而人员卫生检疫又是国境卫生检疫的核心内容。在口岸一线,根据相应的卫生检疫风险,通过对出入境人员实施有针对性的卫生检疫,及时发现传染病患者、染疫嫌疑人或受放射性污染人员,并采取有效的隔离、观察、治疗、管理和控制手段,以消灭传染源或控制污染源,同时通过采取有效的卫生处理措施,切断传播途径,避免污染扩散,最大限度地保护贸易及人员的往来和交流。在境内,由国际旅行卫生保健中心对出入境人员进行传染病监测,开展国际旅行健康咨询、预防接种、健康体检、移民体检、传染病防护用品服务等预防性保健服务工作。

中国人员卫生检疫始于 1873 年,并在新中国成立后得到较好较快发展,自 1999年合并成立检验检疫机构以来,人员卫生检疫的各项规章制度不断健全,设施不断完善,模式不断更新,技能不断提高。特别是根据《国际卫生条例》的要求,各口岸在近几年大力推进口岸卫生检疫核心能力建设,在出入境通道普遍配置了体温检测、放射性监测等查验设备,并在检疫现场设置了隔离、留验、诊察等设施,同时配备了专业的医疗卫生人员,应用风险管理等先进管理理念,结合信息化等管理手段,使人员卫生检疫的科学性、规范性和工作效率得到全面提升。目前我国已经建立了覆盖全国 259 个海、陆、空港口岸的完整的卫生检疫查验网络。据统计,2013 年全国口岸出入境人员已多达 4.54 亿人次,全国口岸共对有症状出入境人员实施了 2.8 万人次的排查,检出疟疾、登革热、肺结核、基孔肯雅等 32 类传染病共 3671 例,有力地维护了口岸的卫生安全和人民群众身体健康。

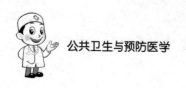

第二节　公共场所卫生监测及管理

一、公共场所卫生

(一)公共场所的概念

公共场所是人类生活环境的组成部分之一,是公众从事社会活动的各种场所。

公众是指不同年龄、性别、职业、民族或国籍、不同健康状况、不同人际关系的个体组成的人群。

公共场所是在自然环境或人工环境的基础上,根据公众生活和社会活动的需要,由人工建成的具有多种服务功能和一定维护结构的公共设施,供公众进行学习、工作、旅游、娱乐、购物、美容等活动的临时性生活环境。

(二)公共场所的环境特征

由于公共场所在一定的空间内接纳和聚集的人群数量比较大;在一定范围内,人们在公共场所停留时间比较短,人群流动和交换比较快;进出公共场所的人群组成比较复杂,不仅仅文化程度不同,而且生活方式和生活习惯也有很大的差别。所以,公共场所的环境非常复杂,要接受多种多样因素的影响,通过人群的活动,把生物的、物理的、化学的各种因素带进公共场所,影响公共场所的卫生质量。

1. 公共场所的环境因素与致病因素

(1)物理性因素:

① 包括气温、气湿、气流、辐射、采光、照明、噪声、振动等。

② 影响人体神经、循环、呼吸、消化、皮肤等系统的功能状态。

③ 影响室内空气的清洁度,降低空气的卫生质量。

(2)化学性因素:

① 主要有颗粒物(尘、烟、雾)、一氧化碳、二氧化碳、臭氧、甲醛、合成洗涤剂、消毒剂等。

② 影响人体呼吸、循环、神经、消化等系统,产生急性作用(一氧化碳),慢性作用(颗粒物、一氧化碳、合成洗涤剂),致癌作用(甲醛、香烟烟雾中的多环芳烃)。

(3)生物性因素:

① 细菌、病毒、真菌、病媒生物(苍蝇、蚊子、蟑螂、螨虫、老鼠等)等。

② 它们可通过病人或病原携带者(顾客以及从业人员中的传染病患者或病原携带者),通过公共场所的公共物品等传播传染病。

2．公共场所的环境特征

(1)人群密集,流动性大,易混杂各种污染源,造成疾病特别是传染病的传播。

(2)经营单位多,分布广,基本条件相差较大。

(3)设备及物品供人群重复使用,易造成玷污。

(4)从业人员的卫生水平低,卫生制度不健全。

(5)建筑和布局不合理。

(三)公共场所种类

(1)住宿与交际场所:有 8 种,分别为宾馆、饭店、旅店、招待所、车马店、咖啡店、酒吧、茶座。

(2)洗浴与美容场所:有 3 种,分别为公共浴室、理发店、美容店。

(3)文化娱乐场所:有 5 种,分别为影剧院、录像厅(室)、游艺厅(室)、舞厅、音乐厅。

(4)体育与游乐场所:有 3 种,分别为体育场(馆)、游泳场(馆)、公园。

(5)文化交流场所:有 4 种,分别为展览馆、博物馆、美术馆、图书馆。

(6)购物场所:有 2 种,分别为商场(店)、书店。

(7)就诊与交通场所:有 3 种,分别为候诊室、候车(船、机)室、公共交通工具(指飞机、轮船、火车客运车厢)。

二、公共场所卫生监督监测

(一)卫生监督与卫生监测的概念与目的

1．卫生监督

卫生监督是指卫生行政机关和卫生监督机构,依照国家有关法规的规定和卫生防病工作的需要,为消除或者减轻影响人体健康的污染负荷,强制推行保障人体健康的卫生防护措施和卫生管理办法的手段。

(1)目的:消除或者减轻影响人体健康的危险因素的危害,预防和控制疾病,保护和增进人体健康。

(2)方法:现场卫生检查、卫生调查、卫生监测、索取有关资料、查询有关人员、现场记录(笔录、拍照、录像、录音等)、行政处罚等方式加以实施。

(3)职责:由有关卫生法规、国家权力机关或国家行政机关认定的卫生监督机构

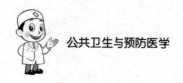

和生监督员履行。

(4)公共场所卫生监督:是指促进公共场所经营单位履行《条例》和《细则》规定的职责,检查其履行的情况和存在的问题。对发现的卫生问题,责令其制订改进措施,迅速贯彻落实。对违反《条例》和《细则》的行为,进行行政处罚。

2.卫生监测

是指卫生监督机构和卫生监督员,为履行卫生监督职责,在现场选择若干有代表性的卫生监测点,收集样品,采用科学的方法,定量测定某种或某些污染物的实际浓度,以阐明和揭示污染物的性质与可能对人体健康产生危害的程度的手段。

卫生监测是实施卫生监督、制订控制和消除污染危害的卫生防护措施和卫生改进措施的科学根据,是评价上述措施实际效果的科学依据。

(1)目的:确定污染物的浓度揭示对人体健康产生影响的性质与程度,为预防控制和消除污染危害提供科学依据。

(2)方法:现场与实验室相结合的方法。应根据现场的实际情况,确定卫生监测指标,设置卫生监测点;应按卫生监测指标规定的时间和方法,采集样品;应采用先进的检验方法,定量测定污染物的含量。

(3)公共场所卫生监测:是依照《条例》和《细则》的规定,对公共场所的不同功能部位,采用物理的、化学的和生物学的先进方法,准确确定所测污染物的含量水平,并按《标准》所规定的允许浓度(或者限值),进行卫生评价,提出实施卫生监督的具体措施。

(二)公共场所卫生监督监测的内容

(1)对公共场所的空气和微小气候、水质、采光和照明、噪声、公共用品和卫生设施的卫生状况进行卫生监测和卫生技术指导(公共场所卫生标准和公共场所卫生监测技术规范)。

(2)管理和核发"建设项目竣工卫生验收认可书"和"公共场所卫生许可证"。

(3)监督公共场所从业人员进行健康检查和卫生知识培训。

(4)对公共场所进行现场检查,索取有关资料(包括取证、照相、录音、录像等),进行核对、验证。

(5)监督公共场所中发生危害健康事故的处理和管理。

(6)监督公共场所卫生(消毒)设备、设施的使用和运转情况,以及卫生管理制度的贯彻落实情况。

①采暖系统的要求:保证室内气温恒定,昼夜温差适宜;分散采暖应有防止一氧化

碳中毒的设施。

②采光和照明的要求:自然采光应保证室内光线充足、柔和,防止过热;人工照明应保证室内温度足够、稳定、舒适,防止眩目。

③供水系统的要求:贮水设备应定期(每年至少一次)清洗、消毒,每日检测水质余氯;自建集中式供水水源应有净化和消毒设备,应有对水质进行卫生指标测定的化验设备和设施,记录完整;末梢水质的余氯、细菌总数、大肠菌群、浑浊度应符合国家《生活饮用水卫生标准》。

④消毒设备与设施的要求:包括客房、理发(美容)店、歌舞厅、游泳池等的公共用具和物品的消毒设备,如专用消毒间、消毒容器、消毒药剂、消毒器具(箱、柜)等的配备情况和运转情况等。

⑤卫生管理制度的要求:包括不同岗位的卫生责任制,考核标准,奖惩制度的执行情况。

(7)对场所内的空调系统卫生状况进行监督。

空调通风系统的要求:应能保证排除室内污染物,改善室内微小气候,保证人体健康、舒适;机械通风应保持有足够的新风量,空调系统无致病微生物、颗粒物污染,过滤和净化设备及时清理和更换。

(8)对违反《条例》等的违法行为,进行行政处罚。

(三)公共场所卫生监督现状

自《条例》实施以来,在各级政府高度重视下,各级卫生监督和疾病预防控制机构认真贯彻落实《条例》《细则》和《标准》,经过20多年的卫生监督、监测和检查工作,全国公共场所整体卫生状况是好的。

1.主要表现

(1)全国公共场所卫生监督、监测指标合格率逐年提高,整体卫生状况不断改善。

(2)由于卫生监督工作的开展和深入,公共场所经营单业和从业人员对遵守卫生法规和卫生标准的意识有明显提高,认识到卫生质量的好坏与单位的经济效益有密切关系,因此大多数经营单位和从业人员能够自觉执行公共场所卫生法规,从而保证了公共场所整体卫生水平改善和提高。

2002年国家卫生部组织开展了全国重点公共场所卫生监督执法检查,对中小旅店、洗浴场所用品的消毒效果和客用化妆品的索证、产品标签情况及游泳场所水质等进行重点检查。根据29个省市的报告,此次共抽查25314家公共场所,其中,中小旅店15597户,洗浴场所7621户,游泳场所2096户;累计抽检各种公共用品用具和客用

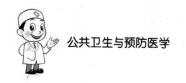

化妆品 271550 件。

从抽检结果看出,随着卫生监督管理工作的加强和经济发展水平的提高,绝大多数公共场所都建立了卫生管理制度,配备了相应的卫生消毒设备。中小旅店、游泳场所、洗浴场所等公共场所整体卫生状况是较好的,其卫生管理措施和卫生消毒设施基本上能保障广大群众在公共场所内的身体健康。近几年来,随着各地卫生行政部门加大了公共场所卫生监督执法力度,使公共场所卫生状况不断改善。

2. 公共场所卫生管理方面存在的问题

从全国的抽检结果看出,目前公共场所卫生管理方面存在的问题:

(1)公共用品、用具的卫生消毒措施不完善。抽检中发现有的公共场所不按要求配备公共用品、用具的消毒设施;已配备的消毒设施不按要求正确使用,甚至闲置不用,使消毒工作流于形式等问题还不同程度地存在。

(2)客用化妆品的卫生管理有待加强。检查中发现部分管理人员的化妆品卫生法律意识淡薄,购置产品时不重视产品质量和产品索证,有的旅店客用化妆品包装上无批准文号,无保质期和无厂商名称等,违反化妆品卫生管理规定。

(3)游泳场所池水消毒不规范。为了减少成本,有的游泳场所的游泳池水循环消毒系统未正常运转,造成水质下降;部分游泳场所消毒剂的使用方法不规范,造成游泳池水中游离性余氯达不到国家标准的规定。

(4)预防性卫生监督未能有效实施。抽检中发现不少公共场所在新、改、扩建项目时,事前未经卫生行政部门审查,因而在其设计、施工、建成营业后导致许多场所缺乏基本卫生设施或卫生设施设置不合理,无法满足卫生要求,如无消毒设施、无机械通风设备、无专用吸烟场所等,影响公共场所的整体卫生质量。

(5)部分商场(超市)空调系统清洗不全面,一般仅限于机组过滤网的清洗,尚未涉及通风系统的表冷器、加湿器、新风机组、冷凝水盘等部件和风管;

(6)集中空调通风系统在设计上存在缺陷,没有考虑卫生管理问题,新风口位置设计不合理,送、回风口不能拆卸,送风主管道没有预留检修口,无法进行管道积尘采样和日常的清洗消毒,导致送风质量较低,军团菌检出率高。

三、卫生许可证的发放程序

(一)经营单位向卫生行政部门申报

(1)从事新建、改建、扩建公共场所选址和设计活动的公民、法人或其他组织应向卫生行政部门申报。

（2）申请人到卫生行政部门咨询、领取或从网上下载《卫生许可证申请书》和办理须知。

（3）申请人应提交以下材料：

①行政许可申请表，一式三份。

②开办娱乐场所的应提供文化和公安部门的"企业预先审核证明材料"。

③生产经营场所设施平面图（比例1:100）。

④生产经营场所地址方位示意图、卫生设施、设备布局图。

⑤法人或负责人资质证明。

⑥房产证明或租赁合同复印件。

⑦申报许可项目：应按申报服务功能分项：如"美容、理发""游泳馆"或"商场"等功能填写。

⑧卫生管理制度。

⑨"卫生设施"应填写为保证公共场所卫生采用的各种设施设备，如消毒、清洗、更衣、通风、照明、空气净化、防尘、防鼠、防蝇等内容填写。

⑩公共场所从业人员健康体检及卫生知识培训证明。

⑪卫生行政部门认可的检验机构出具的卫生检验结果和评价报告。

⑫新建、扩建、改建的工程项目应提供《建设项目工程竣工验收认可书》。

⑬主管部门意见：如有上级单位应加盖上级单位公章。

（4）申请人应当如实提交有关材料，并对材料的真实性负责，否则将承担相应的法律后果。

（二）受理

申请材料齐全，规范，有效。受理人员对申请者提交的申请材料的完整性、合法性、规范性进行审核，根据下列情况分别作出处理：

（1）申请事项依法不需要取得卫生行政许可的，应当即时告知申请人不受理，出具行政许可不予受理决定书。

（2）申请事项依法不属于法定职权范围的，即时告知申请人不受理，出具行政许可不予受理决定书。

（3）申请材料存在可以当场更正的错误的，应当允许申请人当场更正。

（4）申请材料不齐全或者不符合法定形式的，应当场或者在五日内出具一次性告知书，告知申请人需要补正的全部内容，逾期不告知的，自发出行政许可申请材料接收凭证之日起即为受理。

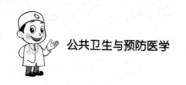

（5）申请事项属于法定职权范围，申请材料齐全、符合法定形式，或者申请人按照要求提交全部补正申请材料的，在1个工作日内出具行政许可受理通知书。

（三）审核

依据《公共场所卫生管理条例》第二章第6条及相关卫生标准，申请人申请办理《公共场所卫生许可证》，新建、扩建、改建工程的选址和设计应当符合卫生要求，通过卫生行政部门的设计审查取得新建、改建、扩建工程的《建设项目设计卫生审查认可书》，并按要求进行施工，工程结束后由卫生行政部门进行工程验收，向验收合格者制发《建设项目竣工卫生验收认可书》。根据《行政许可法》第45条规定，申请人取得《建设项目竣工卫生验收认可书》前（施工阶段）的时限和检验、检测时限不计算在行政许可期限内。

按标准审核全部书面材料，并经现场监督检查符合标准的，由监督员当场出具"现场监督笔录""监督意见书"，并于材料受理后次日起，10个工作日内作出许可意见，并在《卫生许可证申请书》上签署"同意"，填写"行政许可事项呈批表"，交由科室负责人签署意见。

（四）复审

同意审核人员意见的，在审批流程表上填写复审意见后转审定人员。

不同意审核人员意见的，应与审核人员沟通情况、交换意见后，提出复审意见及理由，与审核人员的意见一并转审定人员，并填写审批流程表。

在5个工作日内完成复审工作。

（五）审定

同意复审意见的，在审批流程表上填写审定意见，退受理人员。

不同意复审意见的，应与复审人员沟通情况、交换意见后，提出审定意见和理由，填写在审批流程表上，退受理人员。

在4个工作日内完成审定工作。（共计20个工作日）

（六）许可内容变更程序要求

1. 提交材料

（1）变更法定代表人或负责人：

① 行政许可申请表（变更）。

② 主管部门的任职证明或文件。

③ 行政管理部门核发的营业执照或证明复印件。

（2）变更地址：凡变更生产经营场所地址的，需重新申请办理卫生许可证。

（3）变更许可项目：原则上需重新申请办理卫生许可证。但原生产经营条件可满足新项目要求的除外，需以书面形式提出变更理由并提交原卫生许可

证副本或正本复印件。

2. 程序

经审查申请材料齐全、符合法定形式的，予以受理，移交审核人员。

由审核人员进行现场审核，出具卫生监督笔录和卫生监督意见书。如原生产经营条件可满足变更的许可项目，监督员可依据情况不去现场审核，但必须提交卫生监督意见书，表明拟同意的卫生许可项目，填写核准变更后卫生许可证项目并签署意见，并交由复审人员签署意见。

（七）核发

及时、准确告知申请人许可结果，制发文书完整、正确、有效，留存归档的许可文书材料齐全、规范。

按照工作标准进行告知核发。对符合标准的，制作、登记、核发《卫生许可证》。对不符合标准的，将《行政审批项目不予批准通知书》登记后通知申办人。审批工作结束后，将审批过程中形成的文书材料进行归档。

四、公共场所行政处罚

（一）《行政处罚法》的下述内容，公共场所卫生监督机构必须严格遵守

（1）按《行政处罚法》规定的处罚程序进行处罚，公共场所卫生监督机构在对违法者的违法行为作出处罚决定时，必须严格遵守《行政处罚法》规定的处罚程序，进行行政处罚，不得违背。

（2）可当场作出行政处罚决定的处罚行为《行政处罚法》第 33 条规定，对于违法事实清楚，确凿并有法定依据的对公民处以 50 元以下，对法人或者其他组织处以 1000 元以下罚款或者警告的行政处罚，可以当场作出行政处罚决定。

（3）当事人有听证权利的行政处罚：《行政处罚法》第 42 条规定，在作出责令停业整顿、吊销卫生许可证，或较大数额罚款等行政处罚前，应当告知当事人有要求举行听证的权利，当事人要求听证的，应当组织听证。

（4）罚款的管理：《行政处罚法》第 46 条规定，作出罚款决定的行政机关，应当与收缴罚款的机构分离；当事人在接到行政处罚决定书之日起 15 日内，应当到指定的银行缴纳罚款；罚款一律上缴国库。

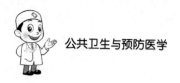

（二）公共场所违反《条例》的处罚办法

1.行政处罚的种类与形式

《条例》第 14 条和《细则》第 23 条规定 3 类 4 种行政处罚：

申诫罚（警告）；财产罚（罚款）；行为罚（停业整顿，吊销"卫生许可证"）。

2.公共场所经营者应承担法律责任的违法行为

根据《条例》和《细则》的规定，有下述违法行为者应负法律责任：

（1）卫生质量不符合国家卫生标准和要求，而继续营业的。

（2）未获得"健康合格证"，而从事直接为顾客服务的。

（3）拒绝卫生监督的。

（4）未取得"卫生许可证"，而擅自营业的。

（5）卫生制度不健全或从业人员未经卫生知识培训上岗的。

（6）从业人员不按时体检的或体检不合格，不调离直接为顾客服务的工作岗位。

（7）涂改、转让、倒卖、伪造"健康合格证"的。

（8）发生危害健康事故不及时报告的。

（9）未取得"建设项目卫生许可证"，而擅自施工的。

（10）造成危害健康事故的。

3.违法行为的处罚形式

（1）给予警告处罚的违法行为：

① 卫生制度不健全或从业人员未经卫生知识培训上岗的。

② 不按时进行健康检查的。

③ 有一项主要卫生指标不合格的。

（2）给予罚款处罚的违法行为：罚款金额为 20 元至 2 万元。

（3）给予停业整顿处罚的违法行为：造成危害健康事故，经卫生监督机构确定需要采取紧急措施者，缺乏基本卫生条件者，经两次罚款处罚后仍无改进者。

停业整顿一般在 7 天以内，经停业 7 天处罚仍无改进者，可延长至 90 天。

（4）给予吊销"卫生许可证"处罚的违法行为：停业整顿 90 天后仍无改进者；违法情节严重，造成后果严重者。

上述行政处罚的形式可单处，也可并处，卫生监督机构在处罚中应注意按《行政处罚法》规定程序进行处罚。

4.公共场所经营单位对行政处罚不服的法律程序

（1）依法起诉：《条例》第 16 条规定，公共场所经营单位对罚款、停业整顿及吊销卫生许可证的行政处罚不服的,在接到处罚通知书之日起15日内,可向当地人民法院起诉,原处罚决定可执行,也可暂缓执行。

公共场所经营单位对卫生监督机构的行政处罚不服,可向人民法院起诉,这是公共场所经营单位寻求法律保护的合法权利和正当的法律程序,受到法律的保护。公共场所卫生监督机构和卫生监督员应给予支持,不得以任何借口或手段予以干涉、设置障碍。

(2)依法执行强制性决定:《条例》第16条规定,卫生监督机构做出的卫生质量控制决定,应立即执行。表明"卫生质量控制决定"是必须服从的。

(3)依法强制执行:《条例》第16条规定,公共场所经营单位对处罚决定不履行又逾期不起诉的,卫生监督机构可向人民法院申请强制执行。

(三)公共场所违反《条例》应负的其他法律责任

1.赔偿责任

《条例》第15条和《细则》第25条规定,公共场所违反《条例》的规定。造成危害公民健康的事故或中毒事故,应当对受害人赔偿损失。

赔偿责任与行政责任性质上有区别,不能相互抵消或替代。依法要求损失赔偿是受害人的正当权利,违法者应负损害赔偿的责任。

损害赔偿包括医药费、误工费、生活补助费、丧葬费、遗属抚恤费等。

受害人或其亲属的损害赔偿请求,应先由卫生行政部门提出处理意见,若不同意,可向人民法院提出诉讼。

2.刑事责任

《条例》第15条和《细则》第26条规定:违反《条例》造成危害公民健康事故或中毒事故,致人残疾或者死亡的;阻挠、谩骂、殴打卫生监督人员依法行使职权,对检举揭发人进行打击报复,情节严重,触犯刑律的,由司法机关追究刑事责任。

被追究刑事责任的主体,是违法者个人,而不是单位。

(四)卫生监督机构违反《条例》应负的法律责任

《条例》第17条规定了对卫生监督机构和卫生监督员违法或渎职行为的处置原则。

①对玩忽职守,滥用职权,收受贿赂的给予直接责任人行政处分。

②构成犯罪的,追究责任人刑事责任。

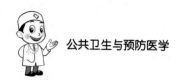

（五）卫生监督机构在执法过程中适用法律法规应注意的问题

1.明确公共场所的范围

《条例》第2条明确规定,公共场所分为7类28种,其他类型的公共场所不在《条例》的管辖范围以内。《条例》实施以来,个别地区超越监督范围,对邮局、银行、证券交易所、照相馆等实施监督、检测,有的甚至进行行政处罚。虽然上述场所确实是公共场所,有些场所可能存在着对人体健康影响较严重的因素,但是《条例》没有认定为监督管理的范围,不能按《条例》去监督执法,更不能按《条例》进行行政处罚。

2.违法事实认定必须准确

在对行政管理相对人实施行政处罚时,我们必须将违法事实与《条例》中有关的条款认真对照,错用条款,行政处罚无效。

如无健康培训合格证明上岗,在《公共场所卫生管理条例实施细则》中分为两种情况,第一种是持有过期健康证明上岗,依据《实施细则》第23条第1项第2小项做出警告的行政处罚,第二种是无健康证明新上岗,依据《实施细则》第23条第2项第3小项做出20～200元的行政处罚。

卫生监督员在制作现场检查笔录时,必须分清两种情况,不能只写从业人员无健康证明上岗,否则,可能导致作出错误的处罚决定。